AF462614

MÉMOIRE

SUR

L'AFFECTION TYPHIQUE DU CHEVAL

OU

LE TYPHUS D'ÉCURIE.

(TYPHUS EQUILIS)

Tg 23 152

MÉMOIRE

SUR

L'AFFECTION TYPHIQUE DU CHEVAL

OU

LE TYPHUS D'ÉCURIE

(TYPHUS ÉQUILIS)

PAR

M. J.-P. MÉGNIN

VÉTÉRINAIRE EN PREMIER AU 12me RÉGIMENT D'ARTILLERIE

LAURÉAT DE L'INSTITUT DE FRANCE (ACADÉMIE DES SCIENCES)

Autrefois : *Naturam morborum curationes ostendunt.*

(HIPPOCRATE.)

Aujourd'hui : *Natura morborum curationem ostendit.*

(. . . . . . .)

Ce mémoire a obtenu une médaille d'or de 400 francs

au concours de la *Société centrale vétérinaire* en 1873

PARIS

TYPOGRAPHIE DE RENOU, MAULDE, ET COCK

144, RUE DE RIVOLI, 144

1874

MÉMOIRE

SUR

L'AFFECTION TYPHIQUE DU CHEVAL

OU

LE TYPHUS D'ÉCURIE

Autrefois : *Naturam morborum curationes ostendunt.*
(HIPPOCRATE.)

Aujourd'hui : *Natura morborum curationem ostendit.*
(. . . . . . .)

PROLOGUE.

Nous devons un mot d'explication sur le choix que nous avons fait du nom ou du titre placé en tête du présent travail.

Tous les vétérinaires praticiens, *sans exception*, surtout ceux qui sont attachés aux grandes administrations possédant de nombreux chevaux logés dans de vastes écuries, connaissent une maladie à manifestations variées, qui sévit sous forme enzootique ou épizootique, à intervalles irréguliers, souvent de plusieurs années, et dans laquelle tous admettent une altération particulière du sang, primitive selon les uns, consécutive selon d'autres, et enfin simplement concomitante suivant quelques autres encore.

Cette maladie n'est pas nouvelle, car on la trouve signalée sous le nom de *peste des chevaux* dans les écrits des vétérinaires attachés aux armées du Bas-Empire.

Suivant les idées ou les théories ayant cours en médecine, elle s'est successivement appelée : *fièvre putride* (Solleysel, 1675; Gohier, 1800); *jaunisse* (Garsault, 1750); *fièvre pernicieuse* (Fromage de Feugré, 1809); *fièvre gastrique* (Royer-Collard, Rodet, 1814-1825); *gastro-entérite épizootique* (Clichy, 1828); *entérite aiguë dysentérique compliquée de phénomènes putrides, fièvre typhoïde* (Damalix et Reynal, 1842); *maladie typhoïde* (Barthélemy et Laborde, 1845).

Aujourd'hui on l'appelle *fièvre typhoïde* (MM. Denoc, Signol, Vallon); *diathèse typhoïde* (M. A. Sanson); *affection typhoïde* (M. Goux, M. Merche, etc.); *maladies de poitrine d'acclimatation* M. Mitaut); c'est-à-dire qu'à l'exception de ce dernier, qui est un des rares représentants de l'école localisatrice de Broussais, tout le monde est à peu près d'accord pour voir dans la maladie qui nous occupe une maladie générale, une affection de tout l'organisme, *totius substantiæ.*

Bien que nous ayons souvent rencontré des affections locales de poitrine compliquées d'infection typhique, l'opinion générale ci-dessus est aussi la nôtre, et si, malgré cela, nous n'avons pas adopté une des appellations qui la consacrent et que nous avons citées, c'est par des raisons que nous allons énumérer.

La nosologie moderne range toutes les affections générales dans trois grandes classes : 1° les diathèses; 2° les maladies infectieuses ou par empoisonnement miasmatique; 3° les maladies contagieuses dues à la présence d'un virus ou d'un parasite.

Les maladies diathésiques sont toutes des maladies chroniques ou à évolution très-lente, ordinairement héréditaires, et ne revêtant jamais le caractère endémique ou épidémique. Ce n'est donc pas dans cette catégorie que peut être comprise l'affection du cheval qui nous occupe; car, ainsi que nous le verrons plus loin, elle n'a aucun des caractères des maladies diathésiques que nous donnons ci-dessus d'après les pathologistes de nos jours les plus accrédités (Monneret, Sée, etc.).

Ce n'est pas davantage une maladie contagieuse dans le sens exact du mot; car ni nous ni personne n'avons pu constater la présence ou les effets d'un virus ou d'un parasite, soit directement, soit expérimentalement, soit par l'observation clinique.

C'est donc une maladie infectieuse. En effet, nous démontrerons qu'elle appartient à cette classe, et qu'elle est le résultat d'un empoisonnement du sang par un miasme animal; qu'elle est, par conséquent, de la famille des *typhus*, c'est-à-dire qu'elle est une *affection typhique.*

Dans cette famille sont compris : le *typhus des camps* ou *des hôpitaux* et la *fièvre typhoïde* ou *typhus abdominal* des Allemands, tous deux causés par des miasmes humains. Notre typhus du cheval, bien qu'ayant avec les précédents beaucoup d'analogie de symptômes et de lésions, ne peut être causé que par un miasme animal ou plutôt *caballin ;* il est de la même famille, mais il constitue une espèce entièrement distincte; voilà pourquoi nous repoussons l'appellation de *fièvre typhoïde* qui pourrait faire croire que nous le regardons comme l'analogue de l'un des deux typhus de l'homme, aussi bien que le mot *affection typhoïde*, qui, grammaticalement, veut dire qu'il n'y a qu'un rapport de ressemblance; pour nous, c'est bien une *affection typhique*, c'est-à-dire qui participe de la nature des *typhus*, et nous proposons, pour la spécifier et la distinguer des autres, le nom de *typhus d'écurie* (*typhus equilis*).

PREMIÈRE PARTIE.

OBSERVATIONS CLINIQUES.

Les plus belles théories n'ont de valeur que si elles sont étayées par les faits, et encore faut-il que les faits soient nombreux, complets et observés sans idées préconçues, sans parti pris. C'est ce qui n'a pas eu lieu toujours chez ceux qui ont écrit sur la maladie que nous allons étudier; car, dans la monographie de l'un d'eux, nous lisons les lignes suivantes tout à fait dépourvues d'artifice : « *Autopsie* » (description des lésions intestinales); puis l'auteur ajoute : « Nous ne parlerons point ici de l'état dans lequel « se trouvent les autres viscères, ne considérant leurs « lésions que comme secondaires à la maladie, ils n'en « constituent point le véritable siége (1) !... »

C'est un élève de l'école localisatrice qui *arrange* ainsi ces descriptions pour les besoins de sa thèse. Nous ferons en sorte de ne pas mériter le reproche que nous adressons à cet auteur, et de tirer un meilleur parti des nombreuses observations que, pendant une pratique de quinze années, et au milieu de cinq ou six enzooties ou épizooties, nous avons pu recueillir sur la maladie en question. C'est par ces observations que nous commencerons notre travail auquel elles serviront de base et de fondement.

(1) Clichy, *Mémoire sur la gastro-entérite*. Janville, 1828.

Épizootie d'Auxonne (1855).

En 1855, nous étions détaché à Auxonne avec une batterie de parc, sur pied de guerre, du 2e d'artillerie, forte de 350 chevaux presque tous jeunes, c'est-à-dire achetés depuis deux ou trois mois au plus.

Le vieux château d'Auxonne, qui servait de quartier, est bâti sur un terrain d'alluvion tout au bord de la Saône et partage avec la ville les inconvénients d'une position basse au milieu d'une vaste plaine humide. Les écuries sont basses, étroites, difficiles à aérer, et les chevaux y étaient littéralement les uns sur les autres. L'année précédente, très-pluvieuse, n'avait donné que des fourrages de médiocre qualité.

Dans l'automne de cette même année 1855, de septembre à décembre, 150 chevaux de ce détachement tombèrent malades, sur lesquels *onze* moururent. Chez tous il y eut une époque prodromique de cinq à six jours caractérisée constamment par de la nonchalance et une grande tendance à la fatigue et à la sueur. Puis la maladie s'accusait par le refus de l'avoine; l'appétence pour le foin se conservait plus longtemps, quelquefois jusqu'à la veille de la mort; par une faiblesse particulière du train postérieur, qui rendait la démarche *titubante*; par un grand état de prostration et de *stupeur;* par une coloration jaune des muqueuses apparentes; par un pouls petit, mou et vite; par la chute facile des crins à la traction. A ces signes, qui caractérisaient la *période du début,* s'ajoutaient, pendant la *période d'augment,* une respiration accélérée et des battements du cœur perceptibles même à la simple vue. Jusqu'ici, chez tous les chevaux affectés, la maladie présentait toujours les mêmes caractères; mais, à la fin de la deuxième période, la marche devenait différente, probablement en raison de la force de résistance ou des dispositions individuelles. Chez les uns, et ce fut heureusement le plus grand nombre, la maladie, arrivée à ce point, restait stationnaire, sans localisation appréciable, pendant deux ou trois jours; puis la décroissance arrivait, suivie bientôt de la convalescence et de la guérison. La maladie avait duré en tout de quatorze à vingt jours. Chez d'autres, une toux survenait, s'accompagnant d'un écoulement nasal séreux, safrané et même brunâtre, ce qui appelait l'attention du côté de la poitrine; on constatait alors, à l'auscultation, une absence de murmure respiratoire dans les parties déclives des deux poumons, et un bruit supplémentaire dans les parties supérieures, mais *sans le bruit de souffle sonore*, caractéristique de l'hépatisation dans la pneumonie franche, sur la ligne de démarcation des parties saines avec les parties malades, toujours, ici, à la même hauteur des deux côtés. Cette lésion des poumons s'étendait et amenait la mort, ou disparaissait graduellement, et alors survenait la convalescence et la guérison. Chez d'autres encore, à la constipation, qui était la règle à tous les débuts et dans les premières formes que nous venons d'examiner, succédait une diarrhée fétide dans laquelle les matières alimentaires, très-délayées, étaient mélangées de mucosités d'aspect purulent et quelquefois même sanguinolent. Cette diarrhée cessait enfin, et alors le malade se rétablissait après une très-longue convalescence, ou bien la diarrhée persistait, amenait le marasme et puis la mort. Chez un quatrième groupe enfin, très-peu nombreux heureusement, après de courtes périodes de début et d'augment, survenaient des accidents cérébraux terribles, un véritable vertige furieux, entrecoupé de courtes intermittences de coma et promptement suivi de mort. Chez tous les chevaux qui mouraient, quelle que fût la forme qu'ait revêtue la maladie, on constatait toujours, pendant les derniers jours, l'apparition de nombreuses pétéchies sur les muqueuses oculaires et souvent même sur la nasale; et, à l'autopsie, un sang noir teignant fortement les doigts, et des suffusions sanguines, qui n'étaient autres que de vastes pétéchies, le long des vaisseaux, sous les séreuses, dans les organes parenchymateux ou sous les muqueuses.

Voilà, à grands traits, la physionomie sous laquelle s'est présentée l'épizootie d'Auxonne, à l'évolution de laquelle nous avons assisté; mais, pour en mieux préciser le caractère, nous allons prendre des types dans chaque catégorie que nous décrirons avec tous les détails possibles.

Observation n° 1.

Le cheval *Persan*, numéro matricule 3,645, âgé de cinq ans, de la remonte de Paris, mais d'origine percheronne, nous est présenté le 10 septembre comme ayant boudé sur son avoine du matin et perdu sa gaieté; on nous rend compte aussi que, depuis plusieurs jours, il se fait traîner et pousser aux promenades ou à la manœuvre, et qu'il sue facilement. Ce cheval paraît, en effet, très-abattu; il a la tête basse, l'œil morne, le pouls petit, mou et vite (60 pulsations par minute), mais la respiration calme et même profonde; les conjonctives sont jaunâtres, infiltrées; les reins inflexibles; les crins s'arrachent avec facilité. Si on excite l'animal à marcher et surtout à tourner, il le fait comme un homme ivre, en vacillant, surtout du train postérieur. L'examen des déjections fait constater que les crottins sont rares et secs et les urines brunâtres, *huileuses*.

C'était le cinquième ou le sixième malade qui nous était présenté dans ces conditions et en moins de huit jours. L'épizootie avait débuté en nous tuant deux chevaux coup sur coup; nous devons avouer que notre science de fraîche date y avait bien un peu aidé ; ce que voyant, nous eûmes recours aux conseils d'un ancien de la même garnison, M. Poupé, qui nous initia aux idées ayant cours déjà chez bon nombre de vétérinaires militaires sur la nature de cette maladie et sur le traitement qu'ils lui opposaient : toniques, révulsifs externes et abstention d'émissions sanguines; traitement dont j'ai eu bien souvent depuis l'occasion de constater l'excellence.

Pour en revenir à notre malade, que nous nous étions empressé de loger dans une écurie spacieuse et bien aérée, nous servant d'infirmerie, nous prescrivîmes pour le premier jour : gentiane en poudre, 30 grammes; quinquina gris, 10 grammes ; carbonate de fer, 5 grammes en électuaire. Régime : foin et paille, barbottage farineux alcaliné avec 100 grammes de sulfate de soude.

Le deuxième jour, même état, mêmes symptômes, plus un peu d'accélération de la respiration. (Prescription : *ut supra.*)

Le quatrième jour, aux symptômes ci-dessus s'ajoutent une augmentation marquée de l'inappétence, de la prostration et de la stupeur ; les battements du cœur deviennent très-perceptibles au tact et même à la simple vue. (Prescription : sinapisme sous-pectoral et électuaire comme dessus.)

Le cinquième jour, le sinapisme a produit un bel engorgement; malgré l'accélération de la respiration, l'auscultation pratiquée avec le plus grand soin ne fait percevoir rien d'anormal dans la poitrine; on entend le bruit respiratoire dans toute l'étendue des deux poumons. Les extrémités, surtout les postérieures, commencent à s'engorger. (Prescription : électuaire et régime comme dessus.)

Le septième jour, l'engorgement du sinapisme et des extrémités a augmenté, mais le facies est meilleur, il y a moins d'abattement et l'appétit s'est réveillé un peu. (Mêmes prescriptions.)

Le neuvième jour, l'appétit est décidément revenu; la respiration, ainsi que les battements du cœur, se sont beaucoup calmés. La démarche est moins vacillante; l'engorgement du sinapisme a diminué, mais celui des extrémités est resté stationnaire. (Prescription *ut supra,* et addition d'avoine au barbotage, promenades au soleil.)

Le douzième jour, l'entrée en convalescence s'est pleinement confirmée; la physionomie s'est tout à fait réveillée; l'appétit est soutenu, la démarche plus ferme, et il ne reste plus qu'un certain état de maigreur et un peu d'engorgement des extrémités. (Mêmes prescriptions.)

Le quinzième jour, l'animal est considéré comme guéri et remis à son régime ordinaire. On ne lui fait néanmoins reprendre son service que quinze jours après; jusque-là, on se borne à des promenades, autant que possible au soleil et au grand air.

L'histoire de ce malade est celle de près des deux tiers de ceux qui sont entrés à notre infirmerie; c'est celle de la forme de l'épizootie qui s'est montrée la plus fréquente et la plus bénigne. Devons-nous attribuer ce résultat au traitement que nous avons suivi et qui a été le même pour tous? Nous osons penser qu'il y a été pour une certaine part, et, pour preuve, nous allons mettre en parallèle l'histoire de l'un de nos deux premiers morts pour lequel, par suite de notre inexpérience, le traitement avait été tout autre.

Observation n° 2.

Jusqu'au commencement de septembre, l'état sanitaire du détachement avait été excellent; car, à part quelques affections gourmeuses, il s'était fait remarquer par l'absence complète de maladies internes.

Le 2 septembre, le cheval *Sanson*, numéro matricule 3720, âgé de cinq ans, de la remonte de Sampigny, est amené à la visite comme ne mangeant pas et paraissant triste depuis plusieurs jours. En effet, il a la tête basse, les yeux ternes, les conjonctives rouge jaunâtre, la respiration accélérée et un jetage liquide, jaune brunâtre, que nous prenons pour un *jetage rouillé,* s'écoule par les naseaux. Le pouls est petit et vite. L'auscultation et la percussion font percevoir de la matité et de l'absence de murmure respiratoire dans le quart inférieur des deux poumons.

A ces signes, nous pensons avoir affaire à une pneumonie double au début, et nous pratiquons immédiatement une saignée de 3 kilogrammes dans le but de *faire relever le pouls.* Nous complétons ce traitement par deux sétons au poitrail et par deux vésicatoires de chaque côté du thorax. Régime : diète complète.

Le lendemain, notre malade est beaucoup plus abattu, et il est si faible que le moindre changement de position qu'on veut lui imprimer l'expose à une chute imminente. Le pouls est à peine perceptible, quand, au contraire, les battements du cœur sont violents; ce qui nous frappe surtout, c'est que l'auscultation ne nous montre pas d'aggravation du côté de la poitrine; au contraire, la partie des poumons perméable à l'air s'est étendue. Nous sommes très-perplexe; néanmoins, pour obéir à la règle et à nos classiques, nous rouvrons la veine d'où nous tirons encore 3 kilogrammes de sang, toujours dans l'espoir de *relever le pouls.* Nous devons dire que cette dernière saignée a été très-pénible à obtenir : elle a été baveuse tout le temps et ne donnait qu'un mince filet de sang brun noirâtre, qui est resté à l'état de magma demi-liquide dans notre pot à saignée.

Le surlendemain, le malade était mort.

Autopsie. — Préoccupé de l'idée d'avoir eu affaire à une pneumonie grave, nous nous empressons d'ouvrir la cavité thoracique et d'en extraire les deux poumons que nous incisons en tous sens. Mais nous n'en revenons pas de notre surprise : *il n'y a pas la moindre trace d'hépatisation!...* Une petite zone du bord inférieur des deux poumons est imbibée de sang que la compression fait sourdre; des morceaux de cette partie, jetés dans un seau d'eau, se précipitent au fond; tout le reste est parfaitement perméable à l'air et surnage.

Dérouté par cette absence de lésions pulmonaires, nous poussons nos investigations plus loin : le cœur nous paraît pâle, surtout dans l'épaisseur de son tissu, qui a l'apparence de la chair de veau; à sa surface, et surtout le long des vaisseaux coronaires, nous remarquons de nombreuses pétéchies; l'intérieur de cet organe renferme du sang incoagulé, couleur *jus de mûres,* dans ses deux cavités, dont les parois sont fortement, et d'une manière indélébile, teintées en rouge foncé, aussi bien que l'intérieur des gros troncs vasculaires qui en émergent. Poussant nos recherches dans la cavité abdominale, nous trouvons de nombreuses suffusions sanguines sous-séreuses le long des vaisseaux veineux; ces suffusions forment des taches très-irrégulières, à fond noirâtre, entourées d'une auréole ou bordure jaune citrine. L'ouverture des intestins montre des lésions semblales sous-muqueuses; dans l'intestin grêle, elles paraissent occuper de préférence la place des *plaques de Peyer, qui tranchent ainsi par une coloration anormale* sur les parties avoisinantes. Les ganglions sont plus volumineux et noirs sur leur coupe. La rate est gonflée et remplie d'une boue liquide semblable à du *sirop de mûres*. Le foie est comme cuit, jaunâtre et plus friable qu'à l'état normal. Malgré la variété de toutes ces lésions, dont nous ne saisissions pas alors toute l'importance, nous ne pouvions nous rendre compte de la mort si prompte de notre malade; ce n'est qu'après un deuxième exemple, presque aussi foudroyant, que, désespéré de résultats pareils, nous eûmes recours à l'expérience d'un collègue qui nous donna la clef de l'énigme et nous fit comprendre que notre traitement pouvait bien être pour quelque chose dans ces événements.

A partir de ce moment, nous avons été plus prudent, et il était temps, car nous n'étions qu'au début d'une très-grave épizootie qui nous donna une rude besogne pendant trois mois. Mais aussi, à la fin, nous connaissions la plupart des formes de cette maladie que, comme beaucoup de nos collègues, nous appelions *fièvre typhoïde,* expression fautive, mais avec laquelle on se comprenait.

Nous allons continuer de décrire les différents types de notre épizootie d'Auxonne.

Observation n° 3.

Le 15 septembre, la jument *Furieuse,* numéro matricule 3230, âgée de huit ans, est amenée à l'infirmerie.

Elle présenta tout le cortége de symptômes qui appartiennent à la période de début de la maladie régnante : inappétence, surtout pour l'avoine; stupeur, prostration; démarche vacillante, particulièrement du train postérieur; chute facile des crins; conjonctives jaunâtres, infiltrées; pouls petit, mou et vite; battements du cœur facilement perceptibles; respiration accélérée, mais aucune localisation appréciable, ni dans la poitrine, ni ailleurs. (Prescription : électuaire kino-ferrique habituel; régime : foin, barbottage farineux avec 100 grammes de sulfate de soude.)

Pendant les deux jours qui suivent, l'état du malade est à peu près stationnaire; la stupeur et la somnolence sont souvent entrecoupées de moments de réveil pendant lesquels il tire son foin qu'il mange d'une manière paresseuse; il finit aussi par venir chaque jour à bout de son barbottage. Ses défécations sont rares et sèches; ses urines brunes, *huileuses.* (Même prescription.)

Le quatrième jour, les crottins expulsés sont à moitié ramollis, coiffés de mucosités membraniformes et très-odorants. (Même prescription.)

Le cinquième jour, une diarrhée infecte survient et accompagne un abattement et une faiblesse beaucoup plus prononcée. L'appétit néanmoins persiste avec son caractère intermittent. (Même prescription, moins le sulfate de soude.)

Le septième jour, point d'amélioration; la diarrhée persiste, la faiblesse augmente et la maigreur commence; en même temps se montrent des pétéchies sur la conjonctive. L'appétit n'est pourtant pas entièrement éteint, et le malade mange encore du foin et son barbottage. (Prescription *ut supra.*)

Le dixième jour, la diarrhée paraît un peu diminuée et moins odorante. Le facies est un peu meilleur, ainsi que l'appétit, mais la faiblesse est extrême, ainsi que la rétraction du ventre. (Prescription *ut supra.*)

Le quinzième jour, la diarrhée a complétement cessé et

l'appétit est tout à fait revenu. La faiblesse est moins grande, bien que la maigreur paraisse avoir augmenté. (Prescriptions *ut supra.*)

Le vingtième jour, le malade est en pleine convalescence, et cependant il est positif que la maigreur a encore augmenté dans les cinq derniers jours : l'animal n'a plus, littéralement, que la peau sur les os. Les pétéchies ont aussi disparu, mais les muqueuses sont très-pâles. L'appétit est toujours bon et les déjections sont naturelles. (Continuation de l'électuaire tonique.)

A partir de ce moment, l'embonpoint est peu à peu revenu; mais ce n'est qu'après vingt autres jours de repos, de promenades au soleil et de régime réconfortant que le malade a pu être considéré comme tout à fait remis et apte à reprendre son service.

Cette forme particulière de l'épizootie avec diarrhée s'est fait remarquer sur une quinzaine de malades, entre lesquels il n'y a eu de différence qu'un peu plus ou un peu moins de longueur dans les périodes; un seul est mort le quinzième jour de la maladie, et nous allons donner le résultat de son autopsie.

Autopsie. — A la dissection de la peau, tous les tubes veineux ouverts laissent écouler un sang liquide et très-noir; on découvre en même temps beaucoup de suffusions sanguines sous-cutanées qui sont de véritables plaques pétéchiales. La cavité péritonéale renferme 1 à 2 litres de sérosité rougeâtre. Des marbrures ecchymotiques se montrent à la surface des intestins et sur le trajet des veines mésentériques. A l'ouverture des intestins, sous une couche épaisse et membraniforme de muco-pus existent des plaques rougeâtres sous-muqueuses dont quelques-unes sont très-étendues. Dans l'intestin grêle, les ***plaques de Peyer*** sont remarquablement épaissies et hypertrophiées; quelques-unes ont jusqu'à 3 millimètres de saillie; elles sont creusées de petits trous borgnes, cupuliformes, de dimension à loger un grain de chènevis, et qui ne sont autre que les alvéoles qui contenaient les *glan-*

dules closes dont le groupement constitue les *follicules agminées* ou *plaques de Peyer*; ici ces glandules sont détruites. Sur toutes les *plaques*, grandes ou petites, la même lésion existe. (Nous avons, depuis cette époque, rencontré quelquefois cette lésion, mais jamais que sur les malades ayant eu de la diarrhée et ayant vécu au moins quinze jours. Nous en discuterons plus loin la valeur, en en faisant une étude plus complète.) Le gros intestin présente aussi des lésions remarquables : ce sont de larges plaques d'un rouge noirâtre avec épaississement ou infiltration jaune sous-jacente et périphérique; elles se montrent surtout dans le *cœcum* et vers la pointe; sur les parties de la muqueuse correspondantes à ces plaques adhère une épaisse couche de muco-pus. Les reins sont très-foncés en couleur, et paraissent injectés de liquide noir. Le foie est d'une couleur jaunâtre, comme s'il était cuit; son parenchyme est très-friable et graisse fortement les mains. La rate est augmentée d'un tiers de son volume et remplie d'une boue tout à fait comparable à du *sirop de mûres*. Les ganglions mésentériques sont doublés de volume et présentent sur la coupe des marbrures rouges, brunes et même noires. Les ganglions pectoraux participent à la même altération, mais d'une manière moins prononcée. Dans la cavité de la poitrine, à part des pétéchies sur le cœur, le long de la scissure coronaire, et du sang incoagulé dans les deux cavités de cet organe, cavités dont les parois sont fortement teintes en rouge brun, on ne trouve rien autre à signaler.

Observation n° 4.

Le 6 octobre, on nous présente un jeune et fort cheval de six ans (n° 3425) qui n'a pas touché à sa botte ni à son avoine du matin. Il paraît très-abattu; sa démarche est incertaine, vacillante; son pouls petit et très-vite; sa respiration accélérée, les battements du cœur tumultueux. Il a les conjonctives rouge jaunâtre, infiltrées et tachées de pétéchies mal délimitées; il y en a même quelques-unes sur la muqueuse nasale. La bouche est chaude, la langue sèche et poisseuse. L'auscultation ne fait rien découvrir d'anormal dans les poumons.

A cet ensemble de symptômes beaucoup plus marqués que d'habitude, nous diagnostiquons un cas des plus graves de la maladie régnante. Nous prescrivons l'application immédiate d'un sinapisme sous-pectoral et l'électuaire tonique anti-septique habituel.

Le lendemain, on nous rend compte que, pendant l'application du sinapisme, le malade s'est beaucoup tourmenté. Actuellement il est mieux que la veille ; il est plus éveillé et paraît disposé à manger, ce qu'on lui laisse faire. Le sinapisme a produit un bel engorgement. (Prescription : continuation de l'électuaire, addition de 100 grammes de sulfate de soude par seau pour combattre la constipation qui paraît opiniâtre.)

Le troisième jour, facies très-extraordinaire, yeux hébétés, indifférence complète aux bruits et aux actions du dehors ; respiration stertoreuse, tendance à s'appuyer le front contre la mangeoire. En voulant lui lever la tête pour le faire reculer et l'examiner plus à l'aise, il se cabre, se jette en avant, puis s'arc-boute contre le mur de face en poussant avec frénésie.

Croyant nous être mépris sur la nature de la maladie et avoir affaire à un vertige essentiel ou symptomatique d'un embarras gastrique ou abdominal, nous voulons lui faire prendre un purgatif drastique à l'huile de croton. Il nous fut impossible d'en venir à bout ; chaque fois qu'on voulait faire lever la tête au malade pour lui ingurgiter le breuvage, un violent accès se déclarait qui était caractérisé par les mouvements les plus désordonnés et des chutes répétées. On se contenta de faire une friction d'huile de croton sous le ventre et aux fesses, et de lui laisser de l'espace pour se débattre, avec une épaisse litière.

Dix heures après l'apparition du premier accès, le cheval mourait dans un état de profond coma et sans que l'huile de croton ait produit le moindre résultat.

Autopsie. — Nombreuses macules ecchymotiques sous-cutanées.

Cavité abdominale. — Nombreuses ecchymoses à la surface des intestins et des mésentères. L'intérieur de l'intestin grêle est, par larges places, coloré en rouge. Les glandes de Peyer sont intactes, bien que piquetées de noir. Dans le gros intestin, il y a aussi de larges plaques rouge noirâtre, et les crottins qu'il contient sont très-secs. Les ganglions mésentériques sont de volume normal, mais marbrés de noir sur leur coupe. La rate ne paraît pas augmentée de volume, mais sa boue est très-liquide et très-noire. Le foie est friable et de couleur jaunâtre, les reins injectés et l'intérieur de la vessie coloré en rouge.

Cavité thoracique. — Les poumons sont sains, bien que marqués de quelques ecchymoses à leur surface; leur tissu est fortement injecté, surtout vers la partie inférieure. Le cœur présente de nombreuses pétéchies le long de la scissure coronaire, et son tissu est décoloré; ses deux cavités renferment du sang en partie liquide, comme sirupeux, et uni à un caillot fibrineux jaune, qui se prolonge dans les oreillettes et la racine des gros vaisseaux.

Boîte crânienne. — Tous les sinus veineux sont gorgés de sang. En incisant la dure-mère, il s'écoule une grande quantité de sérosité jaune rougeâtre. La pie-mère est le siége de nombreuses suffusions sanguines qui existent surtout dans le fond des scissures qui séparent les circonvolutions. Les plexus choroïdes sont aussi le centre d'un vaste épanchement, et tous les ventricules sont pleins de sérosité fortement colorée.

Malgré l'analogie évidente de ces lésions avec celles qu'avaient présentées les autopsies précédentes, — car, pour être dans la boite crânienne, elles n'en sont pas moins de même nature que celles des cavités thoraciques et abdominales, — nous doutions encore que le cas de vertige que nous venions d'avoir sous les yeux eût une liaison avec la maladie régnante; mais quatre cas semblables, constatés coup sur coup en moins de quinze jours, et qui malheureusement eurent la même terminaison, nous forcèrent bien de ne voir en eux qu'une des formes, mais la plus grave, de l'épizootie.

Nous avons appris, du reste, que, dans le même temps qu'elle exerçait ses ravages dans notre détachement d'Auxonne, la même maladie régnait dans les vallées voisines du Doubs et de la Saône, et que la forme vertigineuse était une des plus fréquentes sur les chevaux de rouliers de ces deux régions. C'est ce qui nous a été attesté par différents confrères.

Nous en aurions fini avec les diverses formes qu'a présentées l'épizootie d'Auxonne, si nous n'avions à parler de l'influence souvent malheureuse qu'elle a eue sur les maladies intercurrentes : de simples angines ou bronchites gourmeuses revêtaient un caractère d'adynamie qui en augmentait beaucoup la gravité, et qui amenait souvent une terminaison fatale. Des onze morts que nous avons eu à regretter pendant le temps qu'a duré la prétendue *fièvre typhoïde*, il y en a quatre qui ne lui appartiennent pas exclusivement, mais chez lesquels elle a joué le rôle de complication. Nous allons rapporter un de ces faits.

Observation n° 5.

Le cheval n° 3642 était à l'infirmerie pour bronchite gourmeuse; il jetait abondamment un mucus épais, purulent, grumeleux; il avait la respiration accélérée et toussait fréquemment; néanmoins il avait la figure bonne, éveillée, et mangeait sa ration de foin et de barbottage d'un bon appétit. Il avait deux sétons au poitrail, et prenait tous les jours un électuaire simple.

Pendant cinq jours, la maladie marcha régulièrement, la suppuration s'était franchement établie aux sétons, et tout faisait présager une heureuse terminaison. Mais le sixième jour, l'animal parut triste; son appétit était pareusseux, le pouls petit et plus vite; la respiration un peu plus accélérée; cependant l'auscultation ne fit pas percevoir autre chose que les râles propres à la bronchite.

Le septième jour, on constate que les conjonctives ont pris une teinte jaunâtre; que la bouche est sèche, poisseuse, qu'il y a de la matité dans la moitié inférieure du poumon gauche, et même un faible bruit de souffle au milieu de la hauteur de ce poumon. (Prescription : vésicatoire sur le côté gauche de la poitrine; 8 grammes d'émétique en lavage.)

Le huitième jour, les signes d'adynamie s'accentuent . faiblesse générale, stupeur, battements du cœur tumultueux, crins faciles à arracher, pouls très-petit, pétéchies sur les conjonctives. (Prescription : substitution de l'électuaire tonique à l'électuaire doux et du sulfate de soude à l'émétique.)

Le neuvième jour, la faiblesse augmente ainsi que tous les autres symptômes. (Prescription : *ut supra*.)

Le dixième jour, l'animal tombe comme une masse, et meurt après quelques mouvements désordonnés.

AUTOPSIE. — *Cavité thoracique*.. — Les sacs pleuraux renferment environ 5 litres de sérosité roussâtre. Des ecchymoses se remarquent sur les différents feuillets de la plèvre. Le poumon gauche est le siége d'une hépatisation rouge, marbrée de jaune et de noir, qui occupe sa moitié inférieure; le reste des poumons est engorgé d'un sang noir liquide qu'on fait sourdre par la pression. Le cœur est couvert de pétéchies le long de ses scissures; son tissu musculaire est flasque, décoloré et comme lavé; l'endocarde est teint en rouge d'une manière indélébile; les deux cavités contiennent du sang noir à demi coagulé, sirupeux. La muqueuse des bronches, de la trachée et même du larynx est fortement injectée.

Cavité abdominale. — Quelques plaques ecchymotiques existent le long des veines mésentériques et à la surface péritonéale des intestins. L'intérieur de ces conduits ne présente que quelques rougeurs disséminées çà et là ; les plaques de Peyer et les autres glandes de l'intestin sont intactes. La rate est d'un tiers plus volumineuse que normalement ; elle contient une boue très-noire et très-liquide. Le foie a son tissu marbré de taches jaunes, et est plus flasque en ces endroits.

Voilà bien un cas classique de l'affection que les uns ont appelée *pneumonie typhoïde* et les autres *pneumonie avec altération du sang* ou d'acclimatement. Pour nous, ce n'est autre qu'une pneumonie gourmeuse modifiée par l'infection typhique.

Dans notre épizootie d'Auxonne, nous avons eu beaucoup d'autres cas d'affections aiguës sur lesquels l'épizootie régnante déteignait plus ou moins, et toujours en rendant l'affection plus grave. Ces faits, qui dans certaines épizooties sur les jeunes chevaux sont les plus nombreux, sont la cause des nombreuses divergences qui ont existé et qui existent encore sur la nature de la maladie. Les études comparatives, faites sans passion et sans parti pris, finiront, nous l'espérons, par les faire disparaître.

En somme, l'épizootie d'Auxonne nous a donné 147 malades sur lesquels nous comptons :

98 cas à forme bénigne sans localisation marquée ; 5 cas à forme grave sans localisation évidente, sur lesquels 2 morts ; 14 cas à forme diarrhéique sur lesquels 1 mort ; 4 cas à forme vertigineuse, sur lesquels 4 morts ; 26 cas de maladies intercurrentes compliquées d'infection typhique, sur lesquels 4 morts. Le tout dans l'intervalle de trois mois (septembre à décembre 1855).

Pour être complet, nous devons ajouter qu'à différentes reprises, pendant le cours de cette épizootie, nous avons essayé de nous rendre compte de l'état d'altération du sang de nos malades ; mais, avec les moyens très-bornés dont nous disposions alors, nous n'avons pu constater qu'une chose : c'est que, au début de l'affection et dans les cas bénins, la coagulation du sang se faisait à peu près dans les mêmes conditions que normalement ; dans les cas graves, et surtout aux approches de la mort, le caillot noir restait diffluent, la sérosité rougeâtre et le caillot blanc était ou très-petit ou absent. La dissolution du sang s'opérait très-vite, et la putréfaction s'en emparait au bout de deux ou trois jours, quelquefois plus tôt, si la température était très-élevée.

Enzootie de Bourges (1863).

Le 19e d'artillerie, après avoir fait la garnison de Toulouse, où l'état de santé de ses chevaux avait toujours été parfait, grâce à la qualité réellement supérieure des fourrages de la vallée de la Garonne, vint tenir garnison à Bourges, en 1862.

Il n'y était pas depuis six mois que le luxuriant embonpoint des chevaux avait totalement disparu. C'est qu'aussi nous ne connaissons pas de localité en France où les fourrages soient aussi mauvais : les immenses prairies des vallées de l'Yèvre et de l'Auron, qui entourent Bourges, sont tellement basses et marécageuses qu'elles sont inondées la plus grande partie de l'année ; elles fournissent un foin long, plat, jaune, poussiéreux où fourmillent des myriades d'êtres microscopiques, agents ou compagnons obligés de toute décomposition putride.

Au printemps de l'année suivante (mai et juin 1863), le régiment reçut de Caen un superbe convoi de douze jeunes chevaux destinés à la remonte des officiers. Trois mois après, une enzootie très-grave éclatait, et débutait précisément par les jeunes et forts chevaux de la remonte, logés, il est vrai, au milieu de quatre-vingts autres dans une grande écurie basse située à l'endroit le plus déclive du quartier. Des jeunes chevaux, la maladie s'étendit bientôt aux chevaux faits, et s'éteignit après une durée de trois mois, et après avoir atteint soixante malades et fait cinq victimes.

Bien qu'elle ait présenté tous les caractères généraux

de celle d'Auxonne, elle a offert quelques particularités assez intéressantes que nous tenons à signaler.

Un symptôme prodromique qui ne nous avait pas frappé dans la précédente, et qui n'a manqué sur aucun de nos malades de Bourges, c'est une exsudation grasse, poisseuse de la peau, accompagnée, chez quelques-uns, d'une véritable éruption miliaire, qui rendait la crasse glutineuse et fortement adhérente à l'étrille. Une fois la constance de ce signe reconnue, il nous suffisait de questionner les hommes au pansage sur la difficulté qu'ils avaient à nettoyer leur étrille, pour savoir à l'avance chez quels chevaux couvait l'affection régnante. Chez beaucoup, nous en sommes certain, nous avons pu en prévenir les graves conséquences en les soumettant immédiatement à un régime préventif (foin salé, augmentation d'avoine).

Un autre symptôme, qui s'est montré à la période du début ou d'augment chez la plupart des jeunes chevaux de tête, n'a pas laissé que de nous effrayer lors de sa première apparition. C'était un écoulement très-abondant, de l'importance d'une épistaxis ordinaire, d'une matière liquide, brun jaunâtre ressemblant à une dissolution de *caramel* ou de *mélasse*; en un mot, c'était tout à fait le jetage symptomatique de la gangrène pulmonaire, moins l'odeur caractéristique. Nous n'avons été rassuré sur sa signification que quand nous avons vu les premiers malades qui la présentaient aller bien, malgré cela, et guérir au bout d'un temps plus ou moins long.

En général nos malades, pendant cette enzootie, ont été longtemps à se remettre; la moyenne de leur séjour à l'infirmerie a été de quarante jours; les termes extrêmes de seize et soixante-cinq jours. Quelques terminaisons ont été très-intéressantes au point de vue de la détermination de la nature de la maladie et de l'explication de certains symptômes; on en jugera par les observations qui suivent.

Observation n° 6.

Le cheval n° 77, au lieutenant Bonnichon, était un beau

demi-sang normand de cinq ans, arrivé au corps depuis quatre mois et remarquable par ses brillantes allures et ses moyens exceptionnels; aussi faisait-il les délices de l'officier qui le montait, beau cavalier, du reste, et excellent écuyer.

Le 28 septembre 1863, ce cheval entre à l'infirmerie. Il présente tout le cortége habituel des symptômes de la maladie régnante : démarche vacillante, stupeur, prostration, chute facile des crins; conjonctives rouge jaunâtre où la teinte safranée domine; pouls petit et très-vite; bouche chaude, sèche et poisseuse; respiration accélérée; engouement pulmonaire du tiers inférieur des deux poumons, indiqué par la matité et par l'absence de bruit respiratoire constaté à l'auscultation, mais aussi absence complète de bruit de souffle; battements du cœur très-apparents. Quand on passe la main dans le fond des poils de toutes les régions du tronc et de l'encolure, on constate la présence d'une foule de petites saillies dures de la dimension d'une tête d'épingle ou d'un grain de millet; c'est une éruption miliaire de *sudamina*. Malgré le grand état de prostration, l'appétit se réveille par instant, aussi laisse-t-on continuellement à la disposition du malade du foin et du barbotage. Comme prescriptions thérapeutiques, nous faisons prendre un électuaire à base de quinquina et de fer, avec addition de 15 grammes d'essence de térébenthine, comme excitant général du système nerveux, et nous pratiquons une friction sous-pectorale avec 30 gouttes d'huile de croton diluées dans un demi-décilitre d'huile ordinaire. (Nous avions prescrit ces frictions dans le but de combattre indirectement la constipation qui est l'état ordinaire dans toutes les formes de l'affection où il n'y a pas diarrhée, mais nous devons avouer que nous n'avons réussi à obtenir ainsi le moindre effet laxatif; seulement nous en avons obtenu un autre plus important, à savoir : une magnifique révulsion, aussi prompte que celle du sinapisme, et qui a sur celle-ci l'avantage de se fixer d'elle-même, c'est à-dire d'amener au dehors la sérosité épanchée dans le tissu cellulaire sous-cutané ou même dans l'épaisseur du derme; *chaque poil donne sa goutte*, et cela pendant cinq à six jours, ce qui fait qu'on a à la fois l'action du sinapisme, du vésicatoire et même du séton, sans les inconvénients inhérents à chaque révulsif, et sans avoir à craindre de chute de peau, si l'on suit bien le mode d'opérer et la dose que nous avons indiquée. Nous nous sommes si bien trouvé de ce mode de révulsion que, depuis longtemps, nous n'en employons pas d'autre, surtout en route, où il a l'avantage de dispenser d'appareils embarrassants et surtout de moulin à moutarde.)

Le troisième jour, notre malade est toujours dans le même état ; de plus, il présente l'écoulement nasal couleur *caramel* dont nous avons parlé, et il y a apparition de pétéchies sur la conjonctive. (Prescription ; continuation de l'électuaire tonique térébenthiné et sulfate de soude en boisson.)

Pendant huit jours l'état du malade est à peu près stationnaire, variant entre un grand état de prostration et de faiblesse, et quelques moments de réveil pendant lesquels il mange.

Le dixième jour, les symptômes commencent à s'amender : la respiration est moins précipitée, ce qui concorde avec une diminution de l'engouement du poumon que constate l'auscultation. L'écoulement nasal se tarit aussi; le pouls se relève, la physionomie s'éclaircit et les intermittences de prostration sont moins prolongées. (Même prescription.)

Le quinzième jour, le mieux s'est continué : l'appétit est presque normal, mais un peu paresseux, et les forces ne sont pas encore revenues. Quand on sort le malade et qu'on essaie de lui faire faire quelques pas au soleil, sa démarche est encore bien vacillante, surtout du train postérieur; il est vite essoufflé et les battements du cœur sont promptement tumultueux. On se contente, pendant plusieurs jours, de faire prendre des bains d'air et de soleil, en le laissant marcher ce qu'il veut bien. Les urines continuent à être abondantes et très-brunes. Les crottins ont une consistance plus molle, mais sont très-odorants. (Même prescription.)

Le vingtième jour, les forces ont beaucoup augmenté; quoique le malade soit très-maigre, il marche avec plus de sûreté et plus longtemps sans fatigue. L'appétit est tout à fait bon. (Même prescription.)

A partir de ce jour, l'embonpoint a commencé à reprendre; mais tout en continuant les mêmes prescriptions thérapeutiques et hygiéniques, la convalescence a été très-longue, et ce n'est que bien lentement que toutes les apparences de la santé ont été récupérées.

Le 2 décembre, c'est-à-dire après soixante-cinq jours d'infirmerie, il a repris son service. Mais quelle différence avec l'état antérieur! au lieu du brillant cheval à moyens exceptionnels, c'est maintenant une vraie *rosse*, et rosse il est resté; car nous l'avons revu quatre ans après entre les mains du même officier, qui, avec tous les soins possibles et toute sa science d'écuyer accompli, n'a jamais pu en refaire même un cheval passable; il n'avait même plus d'assurance dans la marche, car il s'est couronné à plusieurs reprises.

Nous devons ajouter que la plupart des autres chevaux de la même catégorie, qui ont été malades en même temps, n'ont conservé aucune trace appréciable de la maladie. Comme nous le verrons plus loin, l'exemple ci-dessus n'est pas le seul que nous possédions dans lequel le système nerveux a gardé pendant toute la vie l'impression du passage de l'infection ou de l'empoisonnement typhique.

Observation n° 7.

Le cheval n° 645, âgé de huit ans, est entré à l'infirmerie le 25 septembre avec tous les symptômes de la maladie régnante au début et décrits dans l'observation précédente, avec cette particularité que ceux fournis par les organes respiratoires étaient peu prononcés, tandis que ceux des organes de la locomotion, surtout du train postérieur, l'étaient bien davantage. Il est soumis au même traitement que tous les autres.

En trois jours, la maladie arrive à son summum et reste à cet état pendant cinq jours, puis commence la période de décroissance : le pouls se calme et se remplit, les battements du cœur diminuent d'intensité, les conjonctives reprennent leur couleur rosée franche, la stupeur fait place à une physionomie éveillée, l'appétit devient soutenu, la respiration se calme et se rapproche du rhythme normal ; seule, la difficulté de la marche et le vacillement du train postérieur persistent. Le cheval a toujours l'air d'avoir un violent tour de rein.

Le quinzième jour, tous les signes de la santé sont revenus : la respiration, la circulation, l'appétit, la physionomie, tout est normal, tout, excepté la marche dont l'instabilité persiste.

Le vingtième jour, l'état général est toujours excellent, l'embonpoint revient partout, excepté aux membres postérieurs dont la faiblesse semble augmentée et contraste avec la force et les formes arrondies qu'ont reprises les autres régions.

Le trentième jour, la faiblesse des membres postérieurs est telle qu'ils ne peuvent plus soutenir la part de poids qui leur est dévolue. L'animal est presque toujours couché, mais il mange de très-bon appétit, et présente le spectacle étrange d'un corps dont toutes les parties antérieures sont fortes, bien portantes et même grasses, traînant après elles un derrière maigre et décharné, qui semble appartenir à un autre animal.

Le quarantième jour, les membres postérieurs sont dans un état d'émaciation complète et traînant inertes après le tronc et le train antérieur qui continuent à se bien porter, entretenus qu'ils sont par un excellent appétit.

L'infirmité étant jugée tout à fait incurable, et ayant résisté à toutes les frictions excitantes, résolutives qu'on a pu imaginer, l'abattage est résolu et exécuté le 8 novembre.

Autopsie. — Tous les organes contenus dans les cavités abdominale, pectorale et crânienne sont dans un état parfait d'intégrité aussi bien que la moelle rachidienne. Toutes les lésions sont concentrées dans les deux membres postérieurs.

Les muscles fessiers sont encore sains, mais tous les muscles de la cuisse et de la jambe sont décolorés et atrophiés, et *cependant tous les vaisseaux artériels et veineux sont intacts et parfaitement perméables au sang;* les veines en contiennent encore une petite quantité. Quand, par la dissection, on arrive à la gouttière sciatique, on trouve les gros troncs nerveux et toutes leurs branches baignés et étreints dans un dépôt demi-fibrineux, demi-liquide, de couleur jaune safran, qui a pénétré à travers le névrilème et coloré la substance nerveuse elle-même. C'est probablement, on peut même dire certainement, le reste d'une suffusion sanguine passive qui s'était faite dans cette région pendant les premières phases de la maladie, comme il s'en fait partout ailleurs. Les fonctions nerveuses des deux troncs sciatiques ont été progressivement ralenties, puis définitivement enrayées par la présence de ce dépôt pathologique; de là l'arrêt des fonctions actives des muscles auxquels commandaient ces nerfs, et même de leurs fonctions nutritives qui étaient sous la même dépendance.

C'est là un deuxième exemple de fonctions nerveuses affectées pour le reste de la vie par suite du passage dans l'organisme de l'infection typhique. Plus loin nous en citons un troisième.

Observation n° 8.

Le cheval n° 521, âgé de neuf ans, est un autre des chevaux faits qu'a atteints l'épizootie. Chez lui la marche de l'affection a été régulière, et n'a présenté, dans son cours, aucune particularité à noter. Entré à l'infirmerie le 2 octobre, la maladie était à sa période d'état le 6, la décroissance commençait le 12 et la convalescence le 15. C'est à ce moment que se présente un fait des plus curieux et des plus intéressants : tout le long des deux saphènes s'établissent des foyers de suppuration qui commencent par un sphacèle borné de la peau et par un léger écoulement de liquide roussâtre entraînant de petits caillots noirs, puis la suppuration s'établissait, et la surface suppurante se cicatrisait en une dixaine de jours. Pendant près de deux mois, les plaies se succédèrent ainsi tout le long des deux veines, tantôt plus haut, tantôt plus bas; puis ce travail pathologique s'arrêta, et le cheval, définitivement guéri, fut remis à son service.

Quelle est maintenant la signification de ce phénomène? Pour nous, la voici : pendant les premières périodes de la maladie, il s'était fait, le long des vaisseaux sanguins, aussi bien des saphènes que des veines internes, des infiltrations sanguines, véritables pétéchies sous-cutanées. Le retour à la santé étant survenu, la résorption de ces épanchements n'ayant pu se faire, probablement en raison de la position déclive de la région, un travail d'inflammation éliminatrice s'est établi pour expulser au dehors le sang coagulé et mortifié qui faisait office de corps étranger aussi bien que les portions de derme qui en étaient imbibées.

Comme nous l'avons dit plus haut, à part les particularités que nous avons signalées dans les trois observations ci-dessus, les caractères de la maladie enzootique que nous avons observée à Bourges ont été les mêmes que ceux que nous avons déjà énumérés en parlant de celle d'Auxonne, aussi nous n'y reviendrons pas; nous ne décrirons pas non plus les quatre autopsies que nous avons faites (outre celle de l'observ. 7), pour éviter les redites; car trois d'entre elles ont été identiquement semblables à celle de notre observation n° 2, et l'autre a fourni les mêmes lésions que dans notre observation n° 5, c'est-à-dire que nous y avons trouvé toutes les lésions d'une pneumonie compliquée d'altération typhique du sang.

A Bourges aussi, nous avons essayé de nous rendre compte de la nature de l'altération du sang dans la maladie régnante. Cela nous a été plus facile qu'à Auxonne, car nous pouvions disposer des ressources qu'offre le cabinet de chimie très-complet dépendant de l'École d'artillerie. Nous y avons aussi trouvé un excellent microscope, ce qui nous a permis de reprendre des études commencées longtemps avant sous les auspices d'un maître regretté, et que les circonstances nous avaient forcé d'interrompre.

L'analyse du sang est assez facile à faire—Lassaigne en main — quand on veut se borner à apprécier simplement les proportions respectives des quatre éléments principaux du sang (eau, matières solides du sérum, fibrine et globules). Pour aller plus loin, il faut être un chimiste émérite; d'ailleurs, jusqu'à présent, aussi bien en pathologie humaine qu'en pathologie vétérinaire, la chimie minutieuse a rendu encore trop peu de services pour qu'il soit indispensable d'y avoir recours. Nous discuterons, d'ailleurs, son utilité plus loin.

Dans les quelques analyses que nous avons faites du sang de nos malades de Bourges, celui fourni par les cas légers ou au début de l'affection, ne nous a pas donné de différences bien éloignées du sang normal dont la composition se trouve dans tous nos classiques. Dans les cas graves, où il existait des pétéchies sur les muqueuses, et surtout aux approches de la mort, nous avons constamment trouvé une forte diminution dans la proportion de la fibrine; ainsi, le chiffre normal de la fibrine est, chez le cheval sain, de 5 à 6 pour 100 (Denis, Lassaigne); dans certains malades, nous l'avons trouvé descendu à 3 et 2 grammes par litre; il nous est même arrivé de fouetter le sang pendant longtemps sans pouvoir arriver à rassembler quelques parcelles de fibrine. Les globules nous ont souvent paru augmentés; quant aux autres éléments, nous n'y avons jamais trouvé de différence avec l'état normal.

L'examen microscopique nous a fourni des indications plus précises; dans tous les cas d'infection typhique bien caractérisée, les globules, au lieu de leur forme discoïdale si régulière et de leur groupement en pile d'écus, paraissent diffluents comme des gouttes d'huile, et se groupent en se collant par leurs bords et en formant des îlots irréguliers dans lesquels ils ne sont plus distincts et qui flottent dans le sérum dans lequel ils se dissolvent promptement. Ce fait est constant et nous a même souvent aidé à distinguer des pneumonies compliquées d'infection typhique de pneumonies franches. Nous reviendrons plus tard sur ce caractère dans la discussion générale que nous ferons des symptômes et des lésions.

Épizooties de Paris et de Versailles (1865-1866.)

Pendant les années 1865, 1866 et même 1867, la maladie que nous étudions visita à peu près tous les corps de troupes à cheval des garnisons de Paris et de Versailles. Nous trouvant au milieu de son champ d'action, et tenant à compléter les études que nous avions déjà faites sur cette affection, nous mîmes tout en œuvre pour pouvoir la suivre dans toutes ses phases et dans tous les lieux où elle sévissait; aussi possédons-nous des observations très-nombreuses prises dans un grand nombre de régiments, entre autres le 2e chasseurs, les cuirassiers, les lanciers, l'artillerie et le train d'artillerie de la garde impériale. Nous rapporterons les plus caractéristiques ; mais, avant, il est bon de jeter un coup d'œil sur le casernement et l'alimentation de ces troupes.

Les écuries affectées aux corps de cavalerie de Paris et de Versailles sont, en général, grandes, spacieuses et faciles à aérer ; les plus belles, qui sont en même temps les plus modernes, sont celles qu'occupent les corps de cavalerie de la garde, à Paris, et de l'artillerie de la garde, à Versailles ; en seconde ligne viennent celles de Grenelle (quartier Dupleix) et de la cavalerie de la ligne à Versailles ;

les plus mauvaises sont celles de la rue de la Pompe et de la rue Satory (la première affectée à une portion de la cavalerie de la ligne, la deuxième au train d'artillerie de la garde) ; ces dernières sont d'une aération difficile, englobées qu'elles sont dans des pâtés d'autres constructions. Ces détails sont à considérer, comme nous le verrons plus loin.

Quant aux fourrages, le commerce est si *perfectionné* dans cette partie de la France, les manipulations sont faites si savamment par les fournisseurs de l'armée que, quoi qu'on fasse, on n'aura jamais dans les susdites garnisons que des fourrages très-médiocres ou de troisième catégorie, et ils seront d'autant plus mauvais que les récoltes, en général, laisseront plus à désirer. La surveillance la plus active, les réclamations incessantes des officiers qui président aux distributions n'y feront rien ; les fournisseurs sauront toujours côtoyer la légalité représentée ici par le cahier des charges. Ajoutons que, pendant les années ci-dessus, l'avoine distribuée était une petite avoine blanche très-mince, très-légère, ayant autant d'écorce que de farine, d'origine norvégienne et suédoise, et provenant de grands marchés passés avec l'étranger.

Ceci constaté, nous allons relater quelques observations prises dans différents corps.

Observation n° 9.

(Cette observation et la suivante nous ont été fournies par le 2e chasseurs, caserné au quartier Dupleix (Grenelle). Les renseignements sur la maladie nous ont été fournis par les vétérinaires des corps; quant aux détails de l'autopsie, nous les rapportons *de visu*, et c'est nous-même qui avons fait l'examen du sang)

Le n° 941 du petit état-major appartenait à un adjudant; ce cheval faisait un service régulier, mais néanmoins peu fatigant. Il était d'un tempérament nerveux assez accusé.

Il entre à l'infirmerie le 6 février et meurt le 24 février.

Renseignements. — Le chasseur qui le soigne nous raconte que, depuis trois jours, il a cessé de manger son avoine, et que, depuis la veille au soir, il n'a mangé qu'un peu de paille.

Symptômes. — Les conjonctives revêtent une couleur jaune très-prononcée. La langue est fuligineuse à sa surface et violacée sur les bords. La respiration est courte, abdominale; la toux provoquée est faible, avortée et douloureuse; la percussion détermine peu de douleur; la résonnance est un peu moindre qu'à l'état normal, mais dans le tiers inférieur seulement et cela des deux côtés de la poitrine. Le pouls est à peine perceptible. L'artère est molle et se déprime facilement. L'auscultation accuse une légère diminution du murmure respiratoire dans le tiers inférieur de la poitrine. Les battements du cœur sont tumultueux, désordonnés. La démarche titubante est très-prononcée; on croirait que l'animal est ivre ou bien qu'il a, comme on dit vulgairement, *un tour de rein.*

Diagnostic. — Affection typhoïde à forme thoracique.

Traitement. — Électuaire tonique terébenthiné; sinapisme sous-pectoral; sulfate de soude en boisson.

Le sinapisme renouvelé à deux reprises ne produit aucun effet. Le deuxième jour, c'est-à-dire le 8 février, on fait faire sur la poitrine une friction avec 40 gouttes d'huile de croton mélangée d'huile ordinaire.

Le 9, engorgement assez prononcé. Un peu d'amélioration. L'animal a mangé quelques bouchées de foin et a bu un peu d'eau blanchie.

Le 10, l'engorgement a augmenté, le mieux se maintient.

Les 11, 12 et 13, l'amélioration continue, l'appétit est meilleur, la respiration paraît un peu plus calme.

Le 14, une diarrhée noire fétide se déclare. Breuvage acidulé avec eau de Rabel.

Le 19, la diarrhée a cessé, mais l'engorgement de la poitrine est résorbé, et les moyens les plus énergiques pour le faire reparaître ont échoué; à partir de ce moment, il refuse toute espèce d'aliment, et le 24 février, à 10 heures du soir, il expire.

L'*autopsie* est faite le lendemain 25, à huit heures du matin, c'est-à-dire dix heures après la mort (notons que nous sommes en février).

Le cadavre est fortement amaigri. Les muscles sont pâles, décolorés et sans résistance. La poitrine contient de 10 à 12 litres de sérosité claire; le tiers inférieur des deux poumons est splénifié. Le péricarde contient un demi-litre de sérosité environ. Le cœur est comme macéré, et son tissu se déchire avec une extrême facilité. Les ventricules et les oreillettes contenaient des caillots de fibrine qui se prolongeaient très-avant dans les gros vaisseaux. Le foie est presque double de volume, très-imbibé de sang, et son parenchyme n'offre aucune résistance. La rate est aussi un peu plus volumineuse et la boue splénique plus liquide et d'un noir plus foncé qu'à l'état normal. La muqueuse du sac droit de l'estomac, celle du petit intestin, du cœcum et de la première moitié du gros colon sont bosselées par des suffusions sanguines, qui sont si rapprochées dans le cœcum que la muqueuse en revêt une teinte noire. *Les glandes de l'intestin grêle n'offrent rien de particulier*. La muqueuse de la partie postérieure du gros colon et celle du petit sont saines. Les reins sont un peu plus volumineux, et le tissu cellulaire qui les entoure est gorgé de sérosité jaune; le tissu de ces organes a perdu beaucoup de sa cohésion. La vessie est vide, sa muqueuse est recouverte d'ecchymoses variant entre la grandeur d'une lentille et celle d'une pièce de 50 centimes.

Le sang recueilli, provenant soit du foie, soit du gros tronc veineux, ne tarde pas à laisser apparaître à sa surface des globules gras et des bulles gazeuses, et à se couvrir d'irisations; il reste diffluent.

L'examen microscopique est fait en présence de nombreux témoins, très-compétents, que nous pourrions citer. Le sang, à toutes les épreuves, présente tous les caractères que nous avons déjà constatés à Bourges; les globules n'ont plus leur belle forme discoïdale, régulière; ils sont comme diffluents, se déformant avec une grande facilité, et, au lieu de se réunir par leurs faces en belles piles comparables à des piles d'écus, comme dans le sang sain ou dans celui d'animaux atteints de maladies inflammatoires, ils se collent par leurs bords et forment des îlots irréguliers, informes, flottant dans le sérum. *De plus, dans le sérum flottent de nombreuses bactéridies.* Nous reviendrons plus loin sur l'importance que l'on doit attacher à ce dernier détail.

Observation n° 10.

Le même jour, dans le même quartier et appartenant au même régiment, mourait un deuxième cheval.

Ce cheval, appartenant au capitaine Dug......, était d'un tempérament sanguin très-prononcé. Depuis quatre ou cinq jours il boudait sur l'avoine et refusait le fourrage depuis deux jours; ce n'est qu'à ce moment qu'il est conduit à la visite. Entré à l'infirmerie le 20 juillet, il y mourut le 24, après avoir présenté des symptômes identiquement semblables à ceux du précédent, mais un plus grand affaissement des forces.

Les révulsifs les plus énergiques n'ont pu produire le moindre effet.

Autopsie. — Les lésions trouvées sur les organes pectoraux sont tout à fait celles qui ont été décrites ci-dessus. Les lésions trouvées sur la muqueuse intestinale sont un peu moins prononcées, mais, en revanche, le foie, la rate et les reins paraissent bien plus malades; ici le foie, qui a à peu près doublé de volume, revêt une teinte feuille morte; on le dirait bouilli; son parenchyme, pressé entre les doigts, se réduit en putrilage, et la capsule de Clisson se sépare du tissu propre avec la plus grande facilité. Il en est de même de la capsule fibreuse des reins; ces derniers sont un tiers environ plus gros qu'à l'état normal, et leur tissu est sans résistance. La muqueuse de la vessie présente aussi des ecchymoses, mais ici leur grandeur ne dépasse pas celle d'une lentille.

Le *sang* extrait du foie, de la rate ou des gros troncs veineux présente les mêmes caractères physiques que celui du sujet précédent. L'examen microscopique, fait avec beaucoup de soin et en même temps, montre le même état des globules qui forment, dans le sérum, des îlots où les globules ne sont plus distincts quant à leur forme normale ; *mais, ici, absence complète de* BACTÉRIDIES.

Observation n° 11.

La jument qui fait le sujet de cette observation appartenait au 4e lanciers, et était logée au quartier de la Pompe, à Versailles, qui a fourni à lui seul une vingtaine de malades dans l'intervalle d'environ un mois, tandis que d'autres quartiers qu'occupait le même régiment n'ont fourni que quelques rares sujets.

La Douteuse, jument normande de huit ans, est tombée malade le 10 janvier. Elle présente, au début, tous les signes de l'affection typhique avec engouement pulmonaire : démarche titubante, chute des crins facile, coloration jaune très-prononcée des conjonctives, pouls petit et vite, respiration accélérée, battements du cœur tumultueux, engouement du tiers inférieur des deux poumons accusé par l'absence de bruit respiratoire et de bruit de souffle à l'auscultation.

Malgré l'évidence de ces signes, et probablement parce qu'il avait eu rarement l'occasion d'étudier cette maladie, le vétérinaire en premier du 4e lanciers ne voulut jamais voir autre chose qu'une fluxion de poitrine ordinaire et traita sa bête en conséquence ; l'autopsie seule vint le convaincre de son erreur ; imbu de son idée, il nous laissa généreusement prendre tout le sang que nous jugeâmes nécessaire pour notre étude et pour nos expériences, persuadé que cela ne faisait pas de mal à sa malade. (Du reste, nous n'en abusâmes pas.)

Le troisième jour, le sang se coagule encore à peu près

comme à l'état normal. A l'examen microscopique, les globules sont fermes et flottent isolés dans le sérum, mais ils n'ont aucune tendance à se réunir en piles d'écus ni en îlots diffluents. Avec une partie de ce sang nous inoculons, par une petite poche sous-cutanée, un cheval affecté de boiterie chronique, qui sera réformé à l'inspection d'avril et qui appartient à un quartier et à un régiment tout à fait indemnes jusqu'à présent de cas d'affection typhique.

Le cinquième jour, *la Douteuse* ne va pas mieux. Le sang que nous lui extrayons se coagule encore, mais beaucoup plus lentement ; le caillot blanc est très-petit, et le caillot noir, tremblotant, a l'apparence d'encre à demi figée. A l'examen microscopique, on constate que les globules commencent à prendre les caractères de ceux du sang typhique : ils sont tous sur leur plat, n'ont plus leur fermeté normale et commencent à s'agglutiner par leurs bords.

Le septième jour, le sang se coagule encore, mais nous n'obtenons plus de caillot blanc. Du caillot unique, très-foncé en couleur et peu ferme, se sépare de la sérosité fortement teintée en jaune sur laquelle nous essayons le réactif, l'acide nitrique ; il nous donne un beau précipité ***vert pomme***. L'examen microscopique montre les globules très-diffluents, se collant par leurs bords et formant des îlots informes. Une nouvelle inoculation est pratiquée sur un deuxième cheval qui est dans les mêmes conditions que le premier, lequel, entre parenthèses, a toujours toutes les apparences de la santé.

Le dixième jour (20 janvier 1865), *la Douteuse* expire.

Autopsie immédiatement après la mort. — Le corps est encore chaud. En disposant l'animal sur le dos, afin d'en faire facilement l'ouverture, un fait s'est produit qui nous a vivement frappé : la vessie s'est vidée spontanément et tous les assistants ont pu voir flotter un grand nombre de ***coagulums fibrino-albumineux*** ressemblant à de la gelée transparente nageant dans un liquide huileux très-foncé.

La peau enlevée, on voit les masses musculaires pâles

décolorées, jaunâtres; les sacs pleuraux renferment à peine 1 litre de sérosité fortement colorée. Les poumons sont légèrement engoués le long de leur bord inférieur. Le péricarde renferme aussi un peu de sérosité safranée. Le cœur montre beaucoup de pétéchies le long de ses scissures; ses deux cavités, dont les parois sont d'un rouge indélébile, renferment du sang incoagulé tachant fortement les doigts. Dans la cavité péritonéale on trouve aussi environ 2 litres de sérosité épanchée. Les veines mésentériques et coliques sont comme variqueuses et gorgées d'un sang noir très-liquide. La rate est grosse et remplie d'une boue qui participe à l'état physique du sang. Le foie et les reins ont leurs tissus décolorés et très-friables.

Le *sang* recueilli dans les gros vaisseaux de l'abdomen est entièrement liquide et très-noir, sa surface est irisée et couverte de gouttes graisseuses comme un bouillon. A l'examen microscopique, les globules sont très-diffluents, agglutinés et groupés par îlots qui flottent dans le sérum ; *dans ce sérum apparaissent, très-distinctes, de nombreuses bactéridies.* (Ces bactéridies ont été vues par tous les membres de la Société médicale de Seine-et-Oise présents à la séance du 20 janvier, présentées par M. Rabot, pharmacien, à qui nous les avions montrées.)

Avec une petite portion de ce sang deux lapins ont été inoculés (nous n'avons plus osé inoculer de chevaux, trouvant notre responsabilité déjà assez engagée par les deux premières inoculations que nous avions faites). Trente-six heures après, ces deux lapins mouraient en présentant toutes les lésions de la fièvre charbonneuse : sang noir, liquide, poisseux, rempli de bactéridies, suffusions sanguines sous-séreuses, rate très-gonflée. Avec du sang provenant d'un de ces lapins nous en inoculons un troisième qui meurt au bout de quarante heures en présentant les mêmes lésions que les deux premiers. Là se sont bornées nos expériences.

Quant aux deux chevaux que nous avions inoculés pendant la vie de la jument malade, ils se portaient encore très-bien deux mois après, lors de leur vente comme chevaux de réforme.

Nous essaierons, plus loin, de tirer de tous ces faits des conclusions rationnelles.

Observation n° 12.

Le cheval qui fait le sujet de cette observation est un troisième exemple des traces indélébiles que laisse quelquefois après elle l'infection typhique. C'était un vieux cheval (quatorze ans) qui appartenait à la 6e batterie de l'artillerie à cheval de la garde, où il portait le numéro 2,178.

Il entra à l'infirmerie le 23 janvier 1866, comme atteint d'affection typhoïde, et présenta les symptômes suivants : coma, *ptyalisme abondant*, *trismus*, conjonctives jaunes ictériques, pouls filant, vite, cœur tumultueux, respiration assez calme.

Traitement. — Toniques, quinquina en électuaire, sulfate de soude en boissons ; lavements ; séton à l'encolure ; sinapisme sous-pectoral qui produisit un engorgement énorme. Régime : barbotage clair qu'on lui administrait avec la seringue en guise de biberon.

Pendant un mois il fut traité et nourri de cette manière. Les symptômes généraux s'amendèrent peu à peu ; la physionomie s'éveilla ; le ptyalisme finit par tarir, et même le trismus céda, car le 24 février on s'aperçut pour la première fois qu'il avait mangé sa botte pendant la nuit ; l'examen des crottins fit voir, du reste, qu'il mangeait depuis quelques jours.

A ce moment, à l'exercice, il a de curieuses allures : il trottine continuellement, puis s'arrête sans raison ; il marche comme un fou, il a l'air hébété ; bref, il a au suprême degré tous les signes de l'infirmité rédhibitoire connue sous le nom d'*immobilité*.

Malgré l'amélioration des fonctions de la nutrition et de la circulation qui revinrent peu à peu à l'état normal, les fonctions de relation restèrent dans le même état ; six mois après, il était réformé pour *immobilité incurable*, et vendu comme tel.

Observation n° 13.

Pendant l'hiver de 1867-1868 nous avons été témoin d'un fait tellement évident de *colportage* de l'affection typhique, qu'il ne nous est maintenant plus permis de mettre en doute ce mode de propagation de cette maladie.

L'artillerie montée de la garde occupait, à l'École militaire, un quartier spécial où les écuries forment les trois côtés d'un carré, et entièrement isolées les unes des autres : les écuries de l'ouest n'ont aucune communication avec celles de l'est et du nord, et réciproquement. Deux batteries occupaient ce casernement depuis le 1er octobre 1867, et, depuis trois mois qu'elles y étaient, aucun cas de maladies internes ne s'était présenté sur leurs chevaux. Dans le même temps, l'affection typhique sévissait à Versailles et éprouvait surtout rudement le train d'artillerie caserné au quartier de Satory. Dans le but de *désemplir* un peu ce quartier et de donner moins de prise à l'épidémie en éparpillant ses habitants, l'autorité militaire envoya trente chevaux de ce corps occuper un nombre égal de places vides qui existaient dans l'écurie ouest du quartier de l'artillerie de l'École militaire. — Notons que quelques-uns de ces chevaux étaient à peine convalescents de l'affection régnante à Versailles. Cette mutation ne s'était pas faite depuis quinze jours, que l'épizootie éclatait dans la susdite écurie, sur les anciens occupants jusque-là indemnes, et, dans l'intervalle de six semaines à partir du 15 janvier, 45 cas d'affection typhique se comptaient. Il n'y eut heureusement que deux victimes sur ce nombre, savoir : un jeune et fort cheval, au capitaine commandant, M. de C......, et un cheval de troupe ; ce furent deux cas à marche très-rapide qui donnèrent, à l'autopsie, toutes les lésions que nous avons déjà si souvent décrites ; l'état du sang surtout était caractéristique. — *Point de bac-*

téridies. — Tous les autres cas furent assez bénins et guérirent assez promptement par l'emploi de révulsifs externes sinapisés, et à l'intérieur, grâce à l'usage des toniques, des excitants diffusibles et d'un régime analeptique.

Une remarque que nous devons faire, c'est que cette petite épizootie ne s'étendit pas hors des murs de l'écurie de l'ouest, où elle avait fait sa première apparition ; c'est que ce ne furent pas plutôt les voisins immédiats des nouveaux venus que d'autres, plus ou moins éloignés, qui furent choisis par la maladie ; elle prit au hasard dans l'écurie ; en un mot, il ne fut pas possible de constater un cas véritable de contagion. — L'atmosphère tout entière de l'écurie était infectée, et ceux qui étaient le plus prédisposés étaient les victimes de l'infection.

Nous essayâmes, du reste, de pratiquer des inoculations sur des chevaux des écuries saines, et même sur des lapins, avec du sang frais de nos chevaux morts ; mais, dans aucun cas, nous n'obtînmes de résultats. — Ces résultats négatifs ont leur signification.

Nous avons essayé aussi, pendant le cours de cette petite épizootie, d'apprécier l'état de l'atmosphère des écuries par la méthode du docteur Lemaire, c'est-à-dire au moyen d'une carafe d'eau glacée et de l'examen microscopique du contenu des vapeurs condensées à sa surface. Mais les résultats que nous avons obtenus sont trop incomplets pour être déjà consignés.

Observation n° 14.

Il est une terminaison assez fréquente de l'affection typhoïde dont nous avons compté de nombreux cas, c'est la terminaison par une maladie inflammatoire dont notre observation n° 8 a déjà donné un spécimen ; nous allons en rapporter un autre exemple qui nous a été fourni, malheureusement, par notre propre monture.

Au mois d'avril 1868, nous venions de faire un détachement de six mois pendant lequel notre cheval, beau demi-sang normand du Merlerault, âgé de neuf ans, avait toujours été très-bien portant, très-vigoureux, et n'avait été soumis à aucune influence enzootique ou épizootique.

Rentré à la garnison centrale du régiment, il avait repris sa place dans un corps de bâtiment où la remonte et l'infirmerie étaient logées sous le même toit, et où les chevaux des vétérinaires avaient un compartiment spécial, mais dont l'atmosphère était en large communication avec celle des compartiments voisins.

Pendant notre absence, une très-forte épizootie avait régné sur les jeunes chevaux du régiment, et 150 étaient passés par l'infirmerie ; à notre rentrée, quelques faits isolés, la *queue* de la maladie, se montraient encore.

Quinze jours s'étaient à peine écoulés depuis notre rentrée, que notre cheval présentait tous les symptômes prodromiques de l'affection, et, le 20 avril, la maladie débutait avec tous ses caractères : abattement, faiblesse générale, marche titubante, chute facile des crins, conjonctives infiltrées à fond jaune, pouls petit, mou et vite ; battements du cœur tumultueux, respiration accélérée, toux rare, écoulement séreux jaunâtre par les naseaux ; engouement du quart inférieur des deux poumons accusé par l'absence de bruit respiratoire et du bruit de souffle caractéristique de l'hépatisation ; respiration supplémentaire dans le reste des poumons avec quelques râles humides. (Prescriptions : sinapisme sous-pectoral, quinquina et essence de térébenthine (āā 15 grammes) en électuaires, sulfate de soude en boissons.)

Pendant les deux jours qui suivent, tous les symptômes ci-dessus s'accentuent ; on reconnaît, de plus, qu'il y a constipation et que l'urine est brunâtre, d'apparence huileuse et très-abondante.

Pendant quatre jours, la maladie reste stationnaire, puis tous les symptômes s'amendent rapidement de telle sorte que, le dixième jour, nous regardons notre malade comme entré en pleine convalescence : l'appétit s'était réveillé complétement, la physionomie était bonne, éveillée, le pouls s'était relevé, les battements du cœur calmés. Bref, nous regardions notre cheval comme à peu près guéri, lorsque, le 14, d'insolites symptômes viennent nous donner l'alarme : la respiration est de nouveau accélérée, mais cette fois, complétement abdominale, accompagnée d'un soubresaut et d'une torsion des hypocondres qui nous font immédiatement penser à la pleurésie ; avec cela, il y a un facies anxieux, des naseaux dilatés et des yeux d'un brillant particulier, qui ne sont pas faits pour nous rassurer. L'auscultation vient malheureusement confirmer nos craintes et nous faire reconnaître l'existence d'un épanchement qui occupe déjà tout le quart inférieur des sacs pleuraux. Le pouls est dur et tendu, et nous indique une inflammation aiguë. (Prescriptions : sinapisme que l'on fixe avec des pointes de feu, essence de térébenthine en électuaire ; comme diurétique, boissons nitrées.)

Le cinquième jour de cette nouvelle maladie, l'eau dépasse le milieu de la poitrine.

Le septième jour, mort.

Autopsie. — A l'ouverture de la cavité pectorale, il s'écoule environ 12 litres de sérosité citrine ; des fausses membranes ayant l'apparence d'*omelettes* unissent les différents feuillets pleuraux qui sont fortement injectés et portent les traces d'une vive inflammation. Les poumons ont leur tiers inférieur splénifié, mais sont pour le reste parfaitement sains ; tous les autres organes sont intacts, le cœur montre seulement, le long de ses scissures, de petites pétéchies ardoisées qui ont l'apparence de restes de pétéchies en voie de résorption. Dans la cavité abdominale on remarque sur les intestins et sur les mésentères de larges marbrures bleuâtres ou jaunâtres pâles. Tous les organes sont, du reste, sains ; le sang seul est plus pâle que normalement et a tous les caractères du sang d'anémique ; il tache à peine les doigts. Certainement, il n'y a là aucune lésion appartenant à l'affection typhique, mais comment s'expliquer ces lésions aiguës consécutives à une maladie qui, dans le principe, n'avait rien d'inflammatoire? En voici, suivant nous, l'explication toute naturelle :

Pendant huit jours, la maladie à laquelle notre malade était en proie a été franchement typhique et s'est manifestée par un engouement pulmonaire passif, avec épanchement, comme nous en avons vu de si nombreux exemples (obs. 5, 9, 10). Lorsque la maladie eut cédé, que le sang fut purgé du poison qui l'infectait, il y eut un travail de résorption et d'élimination de tous les produits pathologiques épanchés. L'épanchement des plèvres, trop abondant probablement pour être résorbé, est devenu un corps étranger contre lequel se sont coalisées toutes les forces éliminatrices de l'économie ; de là la pleurésie, puis la mort.

Nous sommes arrivé au terme de la première partie de notre travail, c'est-à-dire de la partie clinique ; nous avons relaté tous les types, toutes les formes que nous avons eu occasion d'observer pendant une pratique de quinze années ; nous aurions pu multiplier les exemples, mais nous nous serions répété, et nous avons tenu à éviter les redites. D'autres observateurs ont vu d'autres formes, d'autres lésions ; nous aurions pu les rapporter d'après eux, mais nous avons tenu à ne citer que ce qui a réellement passé sous nos yeux. Cela nous suffira, nous l'espérons, à déduire quelque chose de certain sur la nature et les causes d'une maladie sur laquelle on discute depuis si longtemps.

SECONDE PARTIE.

DÉDUCTIONS THÉORIQUES ET PRATIQUES.

Dans cette deuxième partie, nous ferons d'abord la discussion des symptômes et des lésions, et de cette dicussion nous essaierons de déduire la nature de la maladie; nous en rechercherons ensuite les causes, puis nous en étudierons les complications, le diagnostic différentiel et enfin le traitement.

CHAPITRE PREMIER.

DISCUSSION DES SYMPTÔMES ET DES LÉSIONS.

Il est nécessaire de résumer les enseignements que nous a fournis l'étude clinique de la maladie que, comme la grande majorité de nos confrères, nous avons continué d'appeler *affection typhoïde,* afin de ne rien préjuger de sa nature; mais, dans ce résumé, nous laissons de côté, pour le moment, tous les cas où la maladie n'est pas *une*, où en un mot il y a affection intercurrente plus ou moins compliquée, plus ou moins modifiée par l'épizootie ou l'enzootie régnante; on trouvera l'étude de ces cas, plus nombreux souvent que les cas types, dans le chapitre des *Complications*.

A. — *Symptômes.*

Il est nécessaire de diviser la marche de l'affection en quatre périodes : 1° prodrome; 2° invasion; 3° augment; 4° terminaison.

A. *Prodromes.* — Quand on observe avec attention l'affection typhoïde, on reconnaît que l'invasion de la maladie est toujours précédée d'une période de quelques jours, trois à six au plus, pendant lesquels on constate une grande tendance à la lassitude et aux sueurs; quelquefois on remarque une exsudation glutineuse de la peau qui rend la crasse très-adhérente à l'étrille; quelquefois même c'est une véritable éruption miliaire ou une éruption de *sudamina* (obs. 5, 6, 7); enfin, dans les derniers moments, il y a une répugnance marquée pour l'avoine, bien que l'appétit soit conservé pour le foin, la paille et le barbotage.

B. *Période d'invasion.* — Un affaiblissement remarquable envahit tout le système musculaire et rend la démarche vacillante, titubante surtout dans le train postérieur. La tête est portée basse, et la physionomie reflète une expression de stupeur, de somnolence qui va quelquefois jusqu'au coma profond (obs. 12). Le pouls est fréquent, mou, faible, quelquefois à peine perceptible; les battements du cœur sont très-apparents, quelquefois tumultueux. Les conjonctives sont infiltrées, marquées d'arborisations foncées, de pétéchies dans les cas graves, sur un fond jaune safran tout particulier. Les crins se détachent à la moindre traction. L'appétit pour le foin et le barbotage, quoique paresseux, est ordinairement conservé. Les urines sont abondantes, de couleur brune et d'apparence huileuse et souvent elles sont albumineuses, ce que nous avons constaté plusieurs fois depuis qu'une certaine autopsie (obs. 11) a appelé notre attention de ce côté. Enfin, il y a toujours constipation : les crottins sont expulsés très-secs et noirs.

c. *Période d'augment.* — On constate une aggravation de la plupart des symptômes précédents, en même temps qu'il s'en présente de nouveaux qui sont très-variables, suivant la forme que prend la maladie ; car, jusqu'ici, tous les symptômes que nous avons énumérés sont communs à toutes les formes. Chez les uns, c'est un engouement passif du poumon caractérisé par l'accélération de la respiration, par un jetage séreux brunâtre, quelquefois très-abondant, par l'absense de bruit respiratoire dans les parties inférieures des poumons, par l'*absence totale du bruit de souffle* caractéristique de l'hépatisation, et par le bruit supplémentaire, avec ou sans râle muqueux, dans les régions encore perméables à l'air. Chez d'autres, c'est une diarrhée noire et infecte qui succède à la constipation. Chez d'autres encore, ce sont des symptômes cérébraux qui varient depuis le simple coma jusqu'au vertige furieux. Les pétéchies sous-cutanées et sous-muqueuses apparaissent surtout pendant cette période, pendant laquelle on voit encore quelquefois l'appétit se conserver par intermittence, mais le plus souvent se perdre complétement.

D. *Marche et terminaison.* — L'affection typhoïde peut marcher d'une manière très-rapide, comme cela se remarque dans les épizooties graves, et le malade succomber dans le cours de la période d'invasion; l'affaiblissement devient alors extrême, et tout à coup le malade tombe et meurt après s'être débattu quelques secondes seulement. Dans les cas ordinaires, la maladie est plus lente dans sa marche, et c'est seulement dans la période d'augment qu'on voit survenir la mort au milieu du coma ou à la suite d'un accès de vertige.

Dans les cas heureux, l'état de stupeur se dissipe peu à peu, le pouls se remplit et perd de sa fréquence, l'appétit reparaît et se régularise, et les forces reviennent assez promptement, surtout s'il n'y a pas de diarrhée. Dans ces cas, la durée de la maladie est de seize jours à deux mois.

Quand l'affection typhoïde se termine par la mort, elle peut durer de quatre à vingt jours.

L'affection typhoïde peut se terminer par une maladie inflammatoire plus ou moins grave, comme nous l'avons vu aux observations 8 et 14.

L'affection typhoïde peut se terminer par une infirmité plus ou moins grave, résultant d'une lésion nerveuse permanente, conséquence de l'affection. Nous avons vu, à l'observation 13, une lésion permanente du cerveau, et à l'observation 7 une lésion incurable des deux troncs sciatiques résulter de cette maladie.

Enfin, l'affection typhoïde peut se terminer par le charbon, maladie virulente inoculable caractérisée par la présence dans le sang d'éléments figurés que M. Davaine a nommés *bactéridies*. Nous en avons rapporté deux exemples (obs. 9 et 11), dans l'un desquels l'inoculation est venu démontrer la nature charbonneuse du sang recueilli à l'autopsie; la même preuve ayant manqué pendant la vie.

Nous discuterons plus loin tous ces faits

E. *État du sang.* — Le sang, pendant la période d'invasion de la maladie, ne présente pas de bien grandes différences avec le sang à l'état normal. La coagulation se fait sensiblement dans les mêmes conditions, et l'analyse chimique nous a montré que les quatre éléments principaux du sang sont à peu près dans les mêmes proportions (enzootie de Bourges, obs. 11).

A mesure que la maladie s'accuse, le caillot blanc se réduit de plus en plus ; le caillot noir devient moins ferme et plus foncé, le sérum plus coloré, et l'analyse montre en même temps, ce que les phénomènes ci-dessus faisaient déjà préjuger, *une diminution progressive dans la quantité relative des principes fibrino-albumineux.*

Dans les cas les plus graves, et quelques instants avant la mort, il n'y a plus de caillot blanc, le caillot noir n'est plus qu'un magma cailleboté très-noir ressemblant à du *sirop de mûres;* l'analyse ne montre plus qu'une petite quantité de fibrine, et l'acide azotique réagissant sur le sérum ne montre plus qu'un précipité albumineux très-faible ne dissimulant plus la belle coloration verte que ce réactif forme avec la *biliverdine* qui paraît plus abondante qu'à l'état normal. Le microscope fait voir que, dans ce sang, les globules, au lieu d'être fermes, d'avoir une belle forme discoïde et de se réunir *en pile de monnaie*, caractère du sang normal ou des maladies inflammatoires, sont *diffluents*, se déforment facilement en *s'agrégeant ou se collant par leur bord*, et en formant des îlots informes qui flottent au milieu du sérum (1).

Dans toutes les circonstances, le sang frais nous a toujours fourni une réaction faiblement alcaline ou tout au moins neutre au papier de tournesol, *mais jamais acide.*

(1) Nous savons qu'un collègue a signalé la présence de cristaux d'hématine comme caractéristique de l'altération typhoïque du sang, mais nous savons par expérience qu'ils n'ont aucune signification pathologique ; qu'ils sont un effet *post mortem*, car ils se rencontrent à toutes les autopsies de chevaux, quelle que soit la cause de la mort, quand l'ouverture est pratiquée quinze à vingt heures après celle-ci, et surtout par le froid.

Enfin nous rapportons deux exemples dans lesquels le sang, après la mort, nous a montré, au microscope, les *bactéridies* caractéristiques du charbon.

Nous discuterons plus loin la valeur de tous ces caractères.

B. — *Lésions.*

A l'enlèvement de la peau, on trouve toujours le système veineux sous-cutané rempli de sang noir liquide qui s'écoule par les incisions. Souvent, le long de ces vaisseaux, se rencontrent de larges ecchymoses qui imbibent quelquefois toute l'épaisseur du derme; l'organisation de l'épiderme du cheval et son revêtement pileux empêchent qu'on voie ces lésions à l'extérieur.

Cavité thoracique. — Les plèvres se montrent injectées, mais injectées en rouge noir et parsemées de taches ecchymotiques; dans leur sac se trouve toujours une certaine quantité de sérosité colorée qui varie depuis quelques décilitres jusqu'à plusieurs litres. Les poumons sont ordinairement splénifiés le long de leur bord inférieur jusqu'à une certaine hauteur; cette splénisation ne doit pas être confondue avec celle qui résulte de l'écrasement du tissu pulmonaire par l'hydrothorax; ici, la lésion du poumon est de même nature que celle qui constitue la pétéchie ou l'ecchymose; c'est un épanchement passif de sang altéré dans la trame pulmonaire qui fait ressembler ce tissu à celui de la rate (σπλην) rempli de boue; cette lésion est donc très-différente de l'hépatisation, qui est bien aussi le résultat d'un épanchement, *mais d'un épanchement organisé* où l'on voit l'action d'un travail inflammatoire. Dans la splénisation typhique, l'épanchement n'est qu'à peine coagulé, quand il l'est, et reste passif sans trace de réaction du tissu ambiant. La muqueuse bronchique est souvent soulevée par des pétéchies plus ou moins étendues qui existent aussi quelquefois le long de la trachée et même au larynx, au pharynx et dans les cavités nasales; c'est la source du liquide séreux coloré que l'on trouve en même temps dans les tubes bronchiques. Le péricarde renferme aussi une certaine quantité de sérosité. Le cœur est pâle et présente toujours le long de ses scissures de fines mais nombreuses pétéchies. Son tissu est décoloré, flasque et peu résistant. Ses cavités, au moins celles de droite, renferment toujours un sang ordinairement liquide, très-noir, semblable à du sirop de mûres; plus rarement il se présente à l'état de caillot. L'endocarde est souvent teint d'une manière indélébile en rouge sombre, ainsi que l'intérieur des gros vaisseaux.

Cavité abdominale. — Le sac péritonéal renferme toujours une quantité plus ou moins grande de sérosité colorée. Tout le système veineux abdominal est rempli d'un sang noir, liquide, qui rend quelquefois les veines coliques et mésentériques comme variqueuses. Le long de ces vaisseaux, ou bien semées irrégulièrement sur la surface du péritoine, se voient des pétéchies ou de larges ecchymoses dont la teinte varie du rouge sombre au noir verdâtre; ces taches sont toujours entourées d'une infiltration séreuse d'un jaune caractéristique. A l'intérieur, l'intestin grêle présente de semblables marbrures, souvent accompagnées d'un épaississement de la muqueuse et d'une sécrétion muqueuse jaune qui adhère quelquefois très-intimement avec sa surface. On rencontre souvent les *plaques de Peyer* hypertrophiées teintes en rouge ou piquetées de noir, souvent aussi creusées de petits trous qui ne sont pas *les ouvertures béantes des glandules,* comme on l'a dit, puisque ces glandules *sont des vésicules closes sans conduit excréteur* (Ch. Robin), mais bien des alvéoles résultant de la destruction de ces glandules. C'est une véritable lésion, mais qui ne ressemble en rien aux ulcérations de la dothinenterie, car nous avons cherché vainement dans l'épaisseur des plaques de Peyer la *matière typhique* qui, d'après M. Ch. Robin, existe toujours dans la fièvre typhoïde de l'homme après le premier septenaire, et dont l'élimination est le point de départ des ulcérations caractéristiques de cette maladie. Les gros intestins, et surtout le cæcum, montrent les mêmes lésions que l'intestin grêle ; le côlon flottant et le rectum sont, au contraire, presque toujours sains. La rate est toujours remplie d'une boue très-liquide, d'un noir foncé et souvent si abondante que le volume de l'organe en est parfois très-augmeuté. Le foie est rarement à l'état normal, souvent il est plus volumineux, et son tissu jaunâtre, comme cuit et d'une consistance très-friable, soit dans sa totalité, soit dans quelques parties seulement ; ce tissu, examiné au microscope, présente ses cellules gorgées de gouttes graisseuses. C'est sans doute là la source de ces gouttes d'huile dont le sang, que l'on extrait des vaisseaux afférents au foie, se montre couvert, ainsi que de la teinte irisée que ce sang présente souvent. Les ganglions bronchiques ordinairement, et les ganglions mésentériques souvent, sont le siége d'une altération qui consiste dans une augmentation de volume qui peut aller jusqu'au triple, une coloration marbrée de rouge et de noir de leur tissu, et une infiltration séreuse jaune du tissu cellulaire périphérique. Les reins sont généralement injectés et foncés en couleur ; quelquefois augmentés de volume. Le tissu cellulaire périphérique est infiltré de sérosité jaune ; quelquefois même du sang en nature s'y est extravasé. La vessie présente presque constamment des pétéchies sur sa muqueuse et en grand nombre. L'urine qu'elle contient est brunâtre, filante, et contient quelquefois des coagulums fibrino-albumineux.

Les psoas sont très-pâles, jaunâtres et sans consistance. Presque tout le système musculaire participe plus ou moins à cette altération. Les interstices musculaires, surtout ceux qui servent de passage à des vaisseaux importants et à des nerfs, sont souvent le siége de suffusions sanguines.

Cavité crânienne. — Les suffusions sanguines et les épanchements séreux existent dans la boîte crânienne comme dans tous les organes où le système vasculaire est très-développé ; mais c'est surtout lorsque le malade a succombé à la forme vertigineuse que les lésions sont abondantes; elles existent alors le long des sinus veineux, sur les circonvolutions cérébrales, vers les plexus choroïdes. Il y a quelquefois de véritables épanchements sanguins dans le sac arachnoïdien. Dans tous les cas, cette cavité séreuse contient toujours une quantité tout à fait anormale de sérosité colorée analogue à celle des plèvres et du péritoine.

C. — *Discussion.*

Si on examine l'ensemble des lésions et des symptômes que nous venons de résumer, on est frappé d'un fait : c'est que l'état du sang domine toutes les autres lésions, et que l'état fébrile prime tous les autres symptômes (1).

L'état du sang fait mieux que dominer, en importance, les autres lésions; il en est la seule cause. En effet, comment ne pas remarquer la coïncidence de la diminution de la fibrine du sang et de la facilité de production de ces congestions ou stases sanguines qui, si souvent, ont été confondues avec de véritables inflammations?

Pourquoi cette coïncidence? Privés de la quantité de fibrine emportée avec eux dans le torrent circulatoire, les globules perdent leur fermeté et abandonnent plus facilement les vaisseaux qui les contiennent; le sérum, privé de son albumine, filtre aussi à travers les vaisseaux et accompagne les globules ou s'accumule dans les cavités; de là ces pétéchies, ces ecchymoses, ces suffusions sanguines variées et ces infiltrations dans les cavités séreuses.

Il est une congestion particulière qui ne se montre guère que lorsqu'existe l'état typhoïde : cette congestion a pour siége la rate, qui devient alors remarquable à la fois par son grand volume et par l'extrême diminution de consistance de la matière qui remplit ses cellules. Le ramollis-

(1) Un fait que nous avons constaté, depuis la rédaction de ce mémoire, et chaque fois que nous avons revu des cas bien marqués de l'affection en question, c'est l'élévation extraordinaire de la température du corps. Un thermomètre introduit dans le rectum nous a toujours montré, dans les cas graves, 40 degrés environ.

sement de la rate ne tient point à une altération de son tissu lui-même, car on le trouve parfaitement intact lorsque, par le lavage, on a vidé la rate de la matière qu'elle contient; c'est évidemment celle-ci qui a perdu sa consistance accoutumée. Or, qu'est cette matière? Ce n'est autre chose que du sang retenu et coagulé, nous ne savons par quelle influence, dans les innombrables cellules ou aréoles dont se compose le tissu splénique; mais ce sang ayant les mêmes qualités que tout le reste du sang qui est pauvre en fibrine, il ne se coagule non plus que d'une manière incomplète, d'où résulte, dans la rate comme ailleurs, une grande mollesse et en même temps un grand volume du caillot. C'est toujours la même cause qui entraîne une même sorte de modification, et dans le sang qu'on extrait des veines pendant la vie, et dans celui qu'on recueille après la mort dans le cœur et dans les vaisseaux, et dans celui enfin que contiennent les cellules spléniques. Ainsi donc, l'augmentation de volume de la rate et son ramollissement, qui accompagnent certainement tout état typhoïde bien prononcé, doivent être considérés comme l'effet d'une diminution de la fibrine du sang, et c'en est là une des manifestations.

Les symptômes sont aussi sous la dépendance complète de l'état du sang : le coma et la faiblesse générale sont liés avec les infiltrations séreuses de l'arachnoïde cérébrale et médullaire et des gros troncs nerveux; les accidents vertigineux avec les suffusions sanguines de la surface du cerveau ; l'accélération de la respiration et le jetage séreux avec la congestion passive du poumon et la filtration de la sérosité dans les tubes bronchiques; la vitesse et la mollesse du pouls avec l'état du cœur ; la diarrhée avec les congestions passives des intestins. La coloration jaune du sérum, qui se reflète d'une manière si frappante sur la conjonctive, est due à une perversion des fonctions du foie qui n'extrait plus du sang toute la *biliverdine*, qui y existe normalement, d'après les chimistes, et cause ainsi son accumulation dans ce liquide. La cause de la perversion des fonctions du foie et de l'altération de sa structure, aussi bien que celles des reins et de tous les organes dépurateurs et éliminateurs, est évidemment liée à l'altération du sang aussi bien que celle du tissu du cœur et de tous les autres muscles ; il y a là les signes d'une perversion de la nutrition interstitielle qui ne trouve plus dans le sang les éléments de réparation des tissus.

Les terminaisons par d'autres maladies ou par certaines infirmités nerveuses sont, aussi bien que la terminaison par la mort, sous la dépendance des lésions produites par la maladie primitive.

En effet, *les maladies inflammatoires*, qui succèdent souvent à l'affection typhoïde, ne sont autres qu'une des formes de l'effort éliminateur de l'organisme revenu à la santé, pour se débarrasser de produits épanchés qui jouent alors le rôle de corps étrangers. Nous avons rapporté un exemple de sphacèles de la peau par suite de la présence de pétéchies dans l'épaisseur de cet organe (obs. 8); nous avons aussi relaté un cas de pleurésie consécutif à un épanchement séreux passif dans le sac des plèvres (obs. 14); d'autres observateurs, plus heureux que nous, ont rapporté des cas de pneumonie et surtout d'ulcérations du larynx et de la trachée qui n'ont pas d'autres causes; toutes ces lésions sont le résultat d'un travail d'élimination de pétéchies sous-muqueuses.

Les lésions nerveuses consécutives à l'affection typhoïde ont pour cause une compression de certaines parties du système nerveux par un épanchement devenu permanent ou qui a produit des lésions de texture considérables.

Il est une terminaison plus difficile à expliquer, c'est *la terminaison par le charbon*. Nous savons bien que, pour M. A. Sanson et d'autres confrères, le charbon n'est qu'un degré de l'affection qu'il a appelée improprement *diathèse typhoïde*, et qu'il n'y a, par conséquent pour lui, qu'une affaire du plus au moins; mais, pour nous, il y a un abîme entre ces deux affections : l'une est virulente, et par conséquent contagieuse, et l'autre ne l'est pas. Le cas même qui nous a fourni un exemple frappant de cette terminaison en est une preuve (obs. 11). Les théories de M. A. Sanson sur le charbon, si on en juge par l'accueil que leur a fait l'Académie des sciences dans sa séance du 26 janvier 1869, sont encore loin d'être acceptées. Celles de M. Davaine ont beaucoup plus de partisans dans les hautes sphères scientifiques, et comme nos propres expériences sont en tous points confirmatives de ces dernières, ce sont celles que nous adopterons jusqu'à démonstration du contraire. D'après M. Davaine, le charbon ne serait autre qu'une affection parasitaire du sang, et le développement du parasite végétal particulier du charbon, la *bactéridie*, est tel, dans un terrain bien préparé, qu'en moins de trois jours quelques bactéridies, inoculées avec une goutte de sang, ont donné une progéniture aussi nombreuse que les globules sanguins, et, par suite, rendu la vie impossible (1). Ainsi est expliquée la marche toujours foudroyante de cette affection. L'agent actif, par conséquent, la caractéristique du sang charbonneux, est la *bactéridie*, corpuscule sans mouvement, dont la nature végétale est aujourd'hui démontrée. Nous savons bien qu'on a dit que la *bactéridie* n'est pas distincte de la *bactérie*, infusoire très-agile qui se rencontre dans toute matière animale en putréfaction, et, par suite, dans le sang de tous les cadavres. Ces assertions prouvent simplement que ceux qui les ont émises sont de bien *jeunes* micrographes, et que les études qu'ils ont faites sur les différents états du sang sont bien incomplètes, sans cela ils auraient su que l'infusoire agile, que Dujardin a baptisé *bactérie*, ne se rencontre dans le sang qu'après la dissolution des globules, et *au plus tôt* lorsque la température élevée favorise le phénomène, douze heures après la mort du sujet ou l'exposition à l'air du sang; par une basse température, il s'écoule toujours plusieurs jours avant de voir apparaître ces infusoires. Au contraire, à l'autopsie *faite toute chaude* d'un animal mort du charbon,

(1) *Dictionnaire encyclopédique des sciences médicales*, art. CHARBON.

la *bactéridie* se montre dans le sérum où flottent les îlots de globules agglutinés. Si, dans ces conditions, elle ne s'est pas montrée aux yeux des chercheurs, ils ne doivent accuser que leur inexpérience.

Revenons à nos chevaux malades d'affections typhoïdes et mourant du charbon. Nous ne trouvons qu'une explication à ce fait : c'est que le virus charbonneux a trouvé dans le sang typhique du cheval un champ convenable à son développement, tout comme le virus morveux trouve dans un organisme épuisé et fatigué un milieu favorable à sa génération, comme l'a si bien démontré notre maître M. H. Bouley.

L'altération du sang dans l'affection typhoïde consiste-t-elle seulement dans la diminution des principes coagulables que nos analyses nous ont montrés? Il y a évidemment autre chose dans cet état du sang qui, suivant les théories existantes, s'est successivement appelé : état putride, état adynamique, état typhoïde, et qui coïncide constamment avec l'apparition de ces phénomènes, toujours les mêmes, que le vitalisme attribuait à l'adynamie, le solidisme au relâchement de la fibre et l'humorisme à la putridité des humeurs. Andral, qui a tant étudié les altérations du sang, a dit il y a longtemps déjà :

« Les altérations qu'on constate dans le sang ne sont que les effets d'une cause plus cachée qui domine l'organisme, effets néanmoins importants à étudier, puisqu'à leur tour ils deviennent cause d'un certain nombre de symptômes; que, par leur siége et par leur nature, ils servent à classer et à dénommer la pyrexie (1). »

Aurions-nous avancé davantage la solution du problème si nous nous étions adressé à quelque prince de la science chimique qui nous aurait donné des analyses plus complètes que les nôtres et moins approximatives? Pas beaucoup, si nous en jugeons par les lignes suivantes de M. Ch. Robin :

---

(1) *Essai d'hématologie pathologique*. Paris, 1863, p, 62.

« Le peu d'utilité des résultats fournis à l'anatomie, à la physiologie et à la médecine par la connaissance du poids des substances organiques, de la nature et du poids des principes cristallisables (analyses ordinaires du sang) dans les affections générales, eût dû faire prévoir qu'il y avait là des principes altérés dans leur nature moléculaire (1). »

Mais les nouvelles théories chimiques de M. Sanson ont-elles plus de succès que les anciennes et surtout que celles de M. Pasteur? Il est permis d'en douter, quand on voit M. Dumas, dont on connaît la discrétion quand il s'agit de discussions académiques, protester, à propos de la thèse de M. Sanson, qui pense que, dans le sang charbonneux, l'albumine se change en diastase et devient ainsi ferment, et ajouter qu'il ne faut pas autoriser le public à croire que les chimistes de l'Académie laissent passer sans les relever des idées de ce genre sur l'albumine et la diastase. (Séance de l'Académie des sciences du 26 janvier 1869.)

Laissons donc les chimistes chercher leur voie, et, en attendant qu'ils l'aient trouvée, reconnaissons franchement avec les médecins de l'homme que, pour le moment, « nous ne savons en quoi consiste l'altération que le sang subit par l'action des virus animaux ou humains (rage, morve, syphilis) ou par celles de divers poisons végétaux ou animaux (2). » Nous sommes ignorants, comme on voit, en bonne compagnie.

Mais si, dans son essence intime, l'altération du sang nous échappe, sera-ce une raison pour la nier? Nie-t-on l'électricité ou l'attraction universelle, ces sublimes hypothèses qui traduisent si bien la réalité des phénomènes physiques?

---

(1) Robin et Littré, *Dictionnaire*, art. MALADIES GÉNÉRALES.

(2) Isambert, *Parallèle entre les maladies locales et les maladies générales*. Paris, 1866, p. 13.

CHAPITRE II.

NATURE DE LA MALADIE.

L'affection typhoïde est-elle une maladie locale ou une maladie générale? Pour répondre à cette question, il nous suffira de citer les deux définitions suivantes que nous trouvons dans un des plus récents traités de pathologie :

« Une *maladie locale* est constituée par un seul ou plusieurs actes morbides élémentaires indépendants de toute maladie générale (1). »

« Les *maladies générales*, ou les *affections*, sont caractérisées surtout par la multiplicité des lésions et par l'unicité de leur cause (2). »

Nous avons suffisamment démontré au chapitre précédent que la multiplicité des lésions dans l'affection typhoïde est due à une seule cause, l'altération du sang; c'est donc bien une affection générale.

Trois ordres d'affections constituent les maladies générales : 1° l'ordre des diathèses; 2° l'ordre des affections zymotiques ou miasmatiques; 3° l'ordre des affections virulentes.

Qu'est-ce qu'une diathèse pour les auteurs modernes?

Pour M. Sée, c'est une profonde imprégnation de l'économie tout entière, imprégnation telle que la cause morbide semble désormais identifiée avec l'individu, l'accompagne jusqu'à la mort, et, bien plus, lui survit dans sa postérité (3).

Pour M. Isambert, c'est un effet à longue échéance qui pourra ne pas être présenté pendant la vie tout entière de celui qui l'a souscrit, mais qui sera réclamé à ses héritiers.

---

(1) Monneret, *Pathologie interne*, t. I, p. 5.
(2) Monneret, *Pathologie interne*, t. I, p. 6.
(3) Sée, *Leçons de physiologie clinique*, p. 11.

Il est vrai qu'heureusement il peut être perdu pour ses créanciers (1).

Pour M. Ch. Robin, c'est une disposition intime et nouvelle des tissus et des humeurs se manifestant par tel ou tel ordre de produits morbides souvent hétéromorphes (2).

Enfin, pour tout le monde, ce sont des affections chroniques et individuelles.

L'affection typhoïde n'est donc pas une diathèse, puisqu'elle ne répond à aucune des définitions ci-dessus, et que, de plus, elle est aiguë et ordinairement épizootique.

Auquel des deux autres ordres appartient-elle? Est-elle miasmatique ou virulente, ou, en d'autres termes, est-elle infectieuse ou contagieuse?

Avant d'entrer dans cette discussion, il est nécessaire de préciser ce qu'il faut entendre par contagion et infection. Il est, sans doute, assez difficile de fixer d'une manière irrévocable les limites de l'infection et de la contagion; c'est pourquoi nous laissons parler un observateur éminent qui a cherché à élucider cette question :

« Dans l'infection, dit Dupuytren, la cause première du mal est l'action que les hommes réunis et entassés dans les lieux bas, étroits, obscurs et malpropres, que des substances animales ou végétales en décomposition exercent sur l'air ambiant; les émanations dont l'air est chargé agissent à la manière des gaz délétères. Ce n'est pas ainsi que les choses se passent dans la contagion : ici, la maladie n'a pas besoin, pour se produire, de l'intervention des causes qui lui ont donné naissance; elle se reproduit, en quelque sorte, par elle-même, et indépendamment, du moins jusqu'à un certain point, des conditions atmosphériques. » (*Mémoires de l'Académie des sciences*, 1825.)

Si l'on réfléchit à cette définition, il devient moins difficile de trancher la question. En effet, toute maladie transmissible par infection suppose nécessairement et tou-

---

(1) *Loco citato*, p. 74.

(2) Robin et Littré, *Dictionnaire*, art. DIATHÈSE.

jours l'altération de l'air atmosphérique, et les milieux d'où se dégagent les principes pathogéniques sont autant de foyers qui n'ont d'action que dans une certaine sphère et sur les individus prédisposés à contracter l'infection miasmatique. A leur tour, ces individus deviennent autant de foyers d'infection, et répandent dans l'atmosphère des miasmes capables de transmettre la maladie à d'autres individus également prédisposés. Le mal se communique, il est vrai, d'un individu qui en est atteint à un individu qui est sain, mais ce n'est point par *contact*, c'est seulement à la faveur de l'intervention de l'air altéré. Il n'y a pas alors contagion, mais infection. Ceci étant bien établi, les variétés et les distinctions qu'on avait admises dans les différentes contagions deviennent donc à peu près inutiles; il n'y a contagion que quand la maladie se transmet par *contact direct*. Dès lors, la surface pulmonaire est évidemment la voie par laquelle les principes délétères pénètrent dans l'organisme dans les *maladies infectieuses*.

Or, comme ni nous ni d'autres, que nous sachions, n'avons jamais observé ou pu obtenir par inoculation la transmission *directe* de l'affection typhoïde, et qu'au contraire nous l'avons vue se développer par suite de l'infection de l'atmosphère de l'écurie par l'arrivée de quelques convalescents (obs. 13), nous en concluons que cette affection appartient à l'ordre des *maladies zymotiques* ou *infectieuses*.

En éliminant de cet ordre les maladies infectieuses par miasme palustre ou végétal, ayant pour caractéristique l'intermittence et la constance de la fibrine dans le sang, deux caractères qui n'appartiennent pas à la maladie que nous étudions, il nous reste les maladies infectieuses par miasme animal, ou la *famille des typhus*, représentées chez l'homme par deux espèces : le *typhus d'hôpital* et la *fièvre typhoïde*.

Le *typhus du cheval* se rapproche-t-il de l'une de ces deux espèces, ou forme-t-il une espèce à part? Pour nous en assurer, nous n'avons qu'un moyen, c'est de les comparer ;

nous allons le faire en nous servant, pour les caractères des typhus de l'homme, de l'excellente thèse pour l'aggrégation de M. le docteur Duriau : *Parallèle du typhus et de la fièvre typhoïde*. Paris, 1857.

PARALLÈLE

DU TYPHUS D'HOPITAL, DE LA FIÈVRE TYPHOIDE DE L'HOMME ET DU TYPHUS D'ÉCURIE.

Typhus d'hôpital.	Fièvre typhoïde.	Typhus du cheval.
	A. — Lésions cadavériques.	
	a. *Aspect extérieur.*	
La rigidité cadavérique disparaît rapidement. On observe fréquemment une coloration verdâtre ou violacée sur le trajet des veines sous-cutanées ; les taches exanthématiques ne disparaissent pas après la mort.	La rigidité cadavérique ne disparaît pas rapidement ; on ne trouve ni la coloration des téguments qui recouvrent les grosses veines, ni l'éruption qui a caractérisé la maladie pendant la vie.	Les veines sous-cutanées restent remplies de sang et l'on trouve après l'enlèvement de la peau des pétéchies persistantes sous-cutanées le long des vaisseaux.
	b. *Tête.*	
La sérosité renfermée dans le crâne est plus considérable que dans la fièvre typhoïde. Dans un huitième des cas, on a observé une hémorrhagie dans la cavité arachnoïdienne. Hyperhémie cérébrale.	Altérations de l'encéphale à peu près négatives ; un peu de sérosité dans les ventricules et de l'injection dans la pie-mère.	Sérosité considérable dans la cavité arachnoïdienne. Hémorrhagie, quand il y a eu des symptômes vertigineux pendant la vie.
	c. *Abdomen.*	
Les intestins ne présentent en général aucune altération autre que quelques congestions. Suivant d'autres, il y a quelquefois des ulcérations de la muqueuse ; pour d'autres enfin, « les plaques de Peyer sont toujours malades, mais cette altération consisterait simplement en un léger développement anormal ou hypertrophique de ces glandes » (A. Flint). Les ganglions mésentériques seraient quelquefois tuméfiés même sans ulcération de l'intestin.	L'intestin grêle présente une lésion constante : tuméfaction des follicules isolés et des plaques gaufrées. C'est cet état qui porte le nom de plaques dures (Louis) et de plaques gaufrées, et qui est dû au dépôt de *matière typhique* entre la muqueuse et la couche musculeuse. Ce que l'on nomme plaques molles (Louis) et plaques réticulées (Chomel) est la phase du mal dans laquelle la muqueuse s'est ulcérée et la matière typhique s'est désagrégée en se réduisant suc-	Les intestins sont ordinairement le siége de vastes et nombreuses pétéchies ou ecchymoses. Les plaques de Peyer sont souvent tuméfiées, tachées en noir, percées de petits trous qui indiquent la disparition des glandules, mais jamais gonflées de *matière typhique*, ni ulcérées par suite de la disparition de cette matière. Les ganglions sont ordinairement tuméfiés et marbrés de noir et de rouge. La rate est toujours ramollie, quelque-

La rate éprouve une augmentation de volume considérable ; en même temps, un ramollissement très-prononcé. Le foie, les reins, le pancréas, deviennent assez flasques.	cessivement en pulpe, en petits fragments, puis est tombée et a disparu en partie ou en totalité. Les ganglions mésentériques sont constamment lésés, gonflés, puis ramollis, très-rouges, quelquefois infiltrés de pus. La rate est dans tous les cas ramollie et gonflée au point d'offrir quatre ou cinq fois sa consistance normale. Le foie a perdu sa consistance normale. Les reins sont quelquefois enflammés et parsemés de points purulents. L'urine est toujours albumineuse (Dumesnil).	fois doublée ou triplée de volume. Le foie est ordinairement jaunâtre, friable et graisseux. Les reins injectés, ramollis, flasques. La vessie parsemée de pétéchies dans son intérieur. L'urine souvent albumineuse.

D. *Thorax.*

Le tissu musculaire du cœur perd sa consistance ; il se ramollit. L'endocarde présente parfois une teinte foncée. La splénisation des poumons avec ramollissement de la muqueuse bronchique est très-fréquente (Godelier).	On rencontre dans les poumons l'engouement, la splénisation et l'apoplexie pulmonaire, quelquefois de l'inflammation lobulaire. Le larynx présente des ulcérations ; le cœur est flasque, l'endocarde imbibé de sang fluide.	Engouement, splénisation des poumons. Cœur flasque, à tissu peu consistant, décoloré. Endocarde souvent teinté en rouge. Pétéchies sous-séreuses ; épanchement pleural et péricardien.

B. — Symptômes.

Débuts. Habitude extérieure, expression de la face, circulation, respiration.

Dans aucun cas, la face ne conserve son expression normale. Physionomie particulière : accablement, stupeur, teint de la face sale et terreux, pas d'anxiété, expression semblable à celle de l'ivrogne qu'on éveille, céphalalgie. Fièvre continue intense, 130 à 140 ; pas de toux, perturbation des fonctions intellectuelles marquée. — Éruption pétéchiale *sui generis*. — Constipation.	Abattement, stupeur et anxiété, quelquefois expression naturelle, teint naturel, céphalalgie. Peau chaude, pouls ordinairement à 100, mou et dépressible. Toux ; râles sibillants et ronflants, résonnance normale ; éruption de taches lenticulaires, rosées, papuleuses. — Diarrhée presque constante.	Abattement, stupeur, démarche vacillante, titubante ; conjonctives à fond jaune particulier ; quelquefois pétéchies. Pouls ordinairement à 80 ou 100, mou et dépressible. Toux exceptionnelle. Jetage séreux, jaunâtre. Respiration supplémentaire en haut, matité en bas. Pétéchies sous-cutanées invisibles, mais existantes. Constipation. Urines brunes, huileuses.

Typhus d'hôpital.	Fièvre typhoïde.	Typhus du cheval.
	B. — Symptômes (Suite). *Symptômes de la période d'augment.*	
Aggravation des symptômes. Typhomanie ou rêvasseries pendant la veille. Fièvre intense, pouls faible; bruits du cœur semblables à ceux d'un cœur de fœtus; l'exanthème a une teinte violette; les parties déclives sont congestionnées; toujours constipation.	Diminution ou cessation de la céphalalgie. Ventre distendu par des gaz. Selles involontaires.	Continuation du coma; quelquefois vertige furieux. Aggravation des symptômes; quelquefois diarrhée. Battements du cœur tumultueux, très-prononcés. Pétéchies violacées sur les muqueuses apparentes, dans les cas graves. Infiltration des parties déclives des membres.
	C. — Marche, Durée, Terminaison.	
Dans les cas heureux, un sommeil profond dissipe le délire et tous les symptômes disparaissent. Quand le typhus se termine par la mort, la durée moyenne est de quatorze jours. Il peut être suivi par une nouvelle série d'états pathologiques.	Dans les cas heureux, la stupeur cesse, la langue se dépouille de son enduit. Dans les cas funestes, le coma et les sueurs visqueuses annoncent la fin. La mort arrive ordinairement dans le deuxième septenaire. La guérison peut arriver du 12e au 80e jour (Grisolle).	Dans les cas heureux, cessation assez brusque des symptômes. La mort arrive au milieu du coma, du 4e au 20e jour; la guérison arrive du 16e au 70e jour. Il peut être suivi de maladies aiguës ou d'infirmités nerveuses.
	D. — État du sang.	
La densité est normale ou bien diminuée. Au début du mal, le sang ne présente pas de couenne; à une période avancée, il présente en général un caillot foncé en couleur, mou, diffluent. La fibrine est notablement diminuée de 3 pour 1,000, chiffre normal; elle descend à 1 et même à moins.	Dans la première période, quelquefois une couenne, mais jamais retrait du caillot. Plus tard, caillot diffluent, mêlé de sérosité trouble. A mesure que la maladie augmente d'intensité, la fibrine diminue et descend jusqu'à 0.9; la quantité de globules augmente, mais, vers la fin de la maladie, elle diminue sensiblement (Piorry, Andral, Gavarret).	Au début, sang se rapprochant sensiblement de l'état normal. A mesure que la maladie augmente, le caillot perd de sa consistance; le caillot blanc diminue; la fibrine diminue progressivement et de 5 à 6 pour 1,000, chiffre normal, elle descend à 3, à 2, et même à moins.

Le parallèle que nous venons d'établir prouve une chose, c'est que, si le typhus du cheval a beaucoup de points de ressemblance avec les deux autres, il offre aussi des différences marquées; il diffère surtout de la fièvre typhoïde; car, si on devait chercher une analogie avec l'un d'eux, c'est avec le typhus qu'elle existerait. Mais ce sont bien trois espèces distinctes, appartenant à la même famille, mais d'essence différente; ce qui le prouve, c'est que jamais nous n'avons constaté, ni d'autres, que nous sachions, d'une manière indubitable, une influence quelconque du typhus du cheval sur la santé des hommes et réciproquement. Le champ exclusif de développement de ce typhus, c'est l'organisme du cheval, et sa cause, comme nous le verrons, s'élabore *exclusivement* dans les locaux qui lui servent d'habitation, c'est-à-dire dans les écuries, voilà pourquoi nous croyons convenable d'appeler cette espèce de typhus : TYPHUS D'ÉCURIE (*typhus equilis*), par la même raison qu'on nomme le typhus de l'homme, avec lequel il a le plus d'analogie, *typhus d'hôpital*, *typhus des camps*, *typhus des prisons*.

Nous pensons qu'on doit repousser l'épithète de *typhoïde* parce que ce mot est surtout employé pour désigner des lésions, des symptômes, des états appartenant à la fièvre typhoïde, et que nous voulons à tout prix éviter toute cause de confusion entre cette dernière maladie et celle que nous venons d'étudier.

Comme terme général, nous dirons donc : *affection typhique du cheval* et, comme terme spécial, *typhus d'écurie*.

CHAPITRE III.

ÉTIOLOGIE.

La *cause essentielle* du *typhus d'écurie* est, pour nous, unique : c'est le mystérieux agent qui, respiré par le cheval, pénètre dans le sang, l'altère comme nous l'avons vu, et détermine la série des phénomènes et le cortége de lésions dont l'ensemble constitue la maladie.

Cet agent mystérieux, — dont nous admettons l'existence parce qu'elle nous est aussi clairement démontrée par ses effets que celle de l'électricité par les siens, — nous espérons bien que, grâce aux tendances de la science actuelle, on arrivera à nous le montrer, comme le professeur Salisbury, de Cleveland, vient de montrer celui des fièvres intermittentes (1).

Mais si nous ne reconnaissons qu'une cause efficiente, le miasme, le ferment, le poison animal, comme on voudra l'appeler, nous reconnaissons aussi qu'il faut le concours de certaines circonstances pour qu'elle se produise. Ce sont ces circonstances, causes secondaires, qu'il nous importe d'étudier.

Ces causes secondaires sont de deux sortes : celles qui viennent du dehors et celles qui sont inhérentes au sujet.

Dans les premières sont comprises l'influence de l'agglomération, celle des écuries insalubres, d'une mauvaise alimentation, de la mauvaise saison ; dans les secondes, l'influence de l'âge, des maladies et des prédispositions.

Influence de l'agglomération. — Il y a longtemps que, dans la médecine de l'homme, on regarde l'agglomération des individus comme la cause la plus active de la production des miasmes infectieux, à ce point qu'il y a unanimité aujourd'hui pour considérer cette cause comme la principale, quelques-uns même disent la seule (docteur Ridreau), du développement du typhus épidémique.

En hygiène hippique, l'étude de cette cause n'a encore été qu'effleurée et on ne lui a pas accordé l'importance qu'elle mérite, et pourtant elle est la principale cause du développement du *miasme caballin*. N'avons-nous pas vu l'affection typhique se développer dans de belles et spacieuses écuries où toutes les conditions que réclame l'hygiène paraissaient parfaitement observées? C'est que, dans

(1) *Revue des cours scientifiques*, 6 novembre 1869.

ces écuries, étaient réunis quatre-vingts à cent chevaux respirant le même air, c'est-à-dire quatre-vingts à cent poitrines de cheval exhalant des vapeurs chargées de principes organiques en décomposition ; qu'on ajoute à cela les émanations qui se dégagent des excrétions et des déjections, et nous demandons si le meilleur système de ventilation suffira pour enlever toutes ces particules organiques qui flottent dans l'atmosphère que respirent ces chevaux, et qu'une oxydation ou modification particulière transforme en miasmes. Toutes choses égales d'ailleurs, les petites écuries sont beaucoup moins dangereuses que les grandes, et, ce qui le prouve, c'est que le typhus du cheval est à peu près inconnu chez les particuliers qui possèdent peu de chevaux, tandis qu'il fait de très-fréquentes apparitions dans l'armée et dans les grandes administrations qui possèdent de nombreux chevaux.

Influence des mauvaises écuries. — Si de belles et spacieuses écuries contribuent à la production des miasmes, par l'accumulation qui s'y fait, quand même, des particules organiques provenant des émanations animales, combien plus doit être active la production de ces miasmes dans des écuries basses, humides et d'aération difficile ! L'influence ici est de même nature, mais elle a un coefficient d'autant plus élevé que ces écuries s'éloignent davantage des conditions que réclame une bonne hygiène.

Influence d'une mauvaise alimentation. — La mauvaise qualité dans les aliments équivaut à une véritable diminution de ration, quand il ne vient pas s'y joindre encore des principes directement malfaisants. En effet, la valeur nutritive des fourrages de provenances diverses, même bien récoltés, peut varier du simple au double (1) ; que sera-ce s'ils ont été altérés par une mauvaise conservation, par de mauvaises conditions de récolte, par des inonda-

(1) Isidore Pierre, *Recherches sur la valeur nutritive des fourrages.* Paris, 1859, pages 175, 61, 62.

tions, etc.? Ils seront soumis à une véritable disette les chevaux à qui on les donnera à consommer, et quelquefois même à un véritable empoisonnement quand ces fourrages seront couverts de cryptogames ou grouillants d'insectes microscopiques, comme nous l'avons constaté maintes fois. Quand les chevaux sont déjà à la portion congrue, comme ceux de l'armée, et qu'ils reçoivent encore de pareils fourrages, l'anémie et l'épuisement surviennent bientôt, et, pour les miasmes morbigènes, des organismes ainsi préparés constituent de merveilleux champs de développement.

Ce ne sont pas seulement des vues théoriques que nous exposons là, ces vues sont appuyées par l'expérience; car, en faisant l'historique des épizooties de Bourges et d'Auxonne, nous avons montré qu'elles avaient été préparées par la consommation de mauvais fourrages. Cette cause de débilitation est si puissante que la condition opposée, c'est-à-dire une alimentation réparatrice, peut suffire à combattre les mauvaises influences de l'agglomération et des mauvaises écuries. C'est une expérience que notre bonne étoile nous a permis de faire : deux fois nous avons été en garnison dans des villes où l'installation des écuries est aussi mauvaise qu'ailleurs, constituées par de vieux quartiers ou par de vieux couvents transformés. Eh bien! grâce aux fourrages d'une qualité exceptionnelle que l'on y consomme et qui proviennent des riches vallées de la Garonne et de la Meuse, pendant de longues années nous n'y avons jamais observé le moindre cas ou la moindre complication d'affection typhique; toutes les maladies y suivaient leur cours naturel; la gourme surtout y était très-franche. Tandis que dans d'autres garnisons, à Bourges, par exemple, où les fourrages sont ordinairement très-mauvais, il ne se passe guère d'année où, en automne et en hiver, on n'observe quelque enzootie typhique, et les cas de gourme s'y transformant en pneumonie à forme adynamique. Tous les régiments qui y ont passé en ont fait l'épreuve.

Influence de la mauvaise saison. — Nous venons de citer deux époques de l'année qui ont une réelle influence sur le développement de l'affection typhique du cheval. En effet, soit qu'à ces époques les chevaux aient été fatigués par la période des manœuvres, soit que le mauvais temps force à les laisser plus longtemps à l'écurie, sous l'influence d'une atmosphère altérée qui, par leur long séjour, s'altère encore davantage, toujours est-il que nous n'avons jamais autant observé le typhus d'écurie que pendant l'automne et l'hiver.

Influence des prédispositions. — On ne peut nier qu'il y ait, chez les différents chevaux d'une écurie infestée par le typhus, des dispositions très-variables à contracter cette affection ; sans cela ils seraient tous atteints également et avec la même intensité ; or, c'est ce qui est loin de se voir ; il y a même toujours des sujets qui échappent complétement à l'infection. La prédisposition est donc évidente.

Influence du jeune âge. — Toutes les fois que nous avons observé le développement du typhus d'écurie, nous l'avons toujours vu débuter sur les jeunes chevaux ; soit que leur tempérament, plus ou moins lymphatique, se prête mieux à l'intoxication typhique, soit que chez les vieux sujets l'habitude de respirer l'air toujours plus ou moins chargé de miasmes des grandes écuries les ait rendus, comme Mithridate, plus réfractaires au poison. Quoi qu'il en soit, il est un fait : c'est que ce n'est que quand plusieurs jeunes chevaux ont été atteints par l'épizootie qu'on voit la maladie gagner les chevaux faits.

Influence des maladies préexistantes. — Si l'affection typhique débute toujours par les jeunes chevaux, elle fait encore un choix dans cette catégorie : elle choisit ceux qui sont déjà malades. Il n'est pas de cause prédisposante comparable, par exemple, à l'état gourmeux ; à tel point que, lorsque l'influence typhique règne, les différentes formes de la gourme, si caractéristiques dans toute autre circonstance, ne sont plus reconnaissables : elles prennent cette forme hybride moitié inflammatoire, moitié adynamique, qui est la principale cause de toutes les discussions auxquelles on se livre depuis tant d'années sur les affections typhoïdes, et qu'un peu de philosophie médicale eût fait éviter ou raccourcir de beaucoup. Au lieu de batailler sur les cas complexes comme ceux-ci, il fallait d'abord poser les caractères des cas simples, des cas types, comme nous avons cherché à le faire, et venir ensuite aux cas complexes, comme nous le ferons au chapitre suivant.

Propagation.

Nous venons d'étudier toutes les causes qui nous ont paru favoriser la production du miasme typhique. Une fois formé, comment se propage-t-il ?

Au chapitre *de la Nature de la maladie* nous avons déjà dit que l'affection typhique est seulement infectieuse, qu'elle n'est pas contagieuse. En effet, toutes nos tentatives d'inoculation de cette maladie ont continuellement échoué, et, dans les nombreuses occasions que nous avons eues de l'observer, nous n'avons jamais pu constater un cas de transmission par *contact direct* ; jamais nous n'avons vu exclusivement les voisins du premier malade devenir malades et, à leur tour, transmettre la maladie exclusivement à côté d'eux ; au contraire, l'affection sévissait toujours sans ordre, aussi bien aux extrémités de l'écurie qu'au milieu.

Cependant, chaque malade est un nouveau foyer qui contribue à l'infection générale de l'écurie ; si on le fait voyager, il transporte sa puissance infectante avec lui et peut ainsi empoisonner l'atmosphère du nouveau local où on le loge. Notre Observation n° 13 le prouve. C'est encore un point d'analogie qu'a le miasme typhique du cheval avec celui de l'homme. Ce miasme est *migrateur*. Il diffère en cela du miasme paludéen qui reste fixé aux environs de son point de production ; mais il diffère encore plus du principe des maladies contagieuses, qui se régénère aussi dans les organismes, mais qui n'a plus besoin de conditions particulières pour se propager : le simple contact d'un individu à un autre suffit. Mais au typhus du cheval il faut toujours l'atmosphère de l'écurie, les agglomérations, etc. Le grand air le détruit, mais ne peut détruire les virus.

CHAPITRE IV.

DIAGNOSTIC DIFFÉRENTIEL.

Nous sommes de l'avis de M. le Secrétaire annuel de la Société centrale vétérinaire (1) : si, jusqu'à présent, il y a eu autant de divergence dans les idées à propos de la maladie qui nous occupe, cela tient surtout au défaut de classement et de méthode, à l'absence de philosophie médicale chez un grand nombre de nos confrères. Nous avons essayé d'en mettre dans tout notre travail ; la méthode est surtout indispensable dans ce chapitre. En effet, presque tous ceux qui ont traité la question ont confondu les cas types où la maladie est simple, *sans alliage*, si l'on peut dire, avec ceux, très-nombreux, où elle n'est qu'une complication. De là la confusion et l'absence de caractères distinctifs tranchés entre l'affection typhique et les maladies inflammatoires. Il y a donc nécessité à séparer ces deux choses : la maladie et ses complications. Nous ferons d'abord le diagnostic différentiel du typhus d'écurie à ses diverses formes, puis nous essaierons d'établir celui de ses complications.

Les maladies avec lesquelles on a confondu les diverses formes du typhus du cheval sont : les phlegmasies pectorales et abdominales, les affections cérébrales essentielles, la paraplégie idiopathique et le charbon.

Phlegmasies pectorales.

Si nous n'avions vu maintes fois des praticiens respec-

(1) *Bulletin de la Société*, année 1867, p. 302.

tables prendre sérieusement des cas de typhus d'écurie bien clairement caractérisés pour de franches maladies de poitrine, nous croirions encore que toutes les querelles dont cette maladie a été le sujet ou le prétexte n'avaient d'autre but que de satisfaire l'esprit de contradiction ou de parti pris ; car il y a eu et il y a encore un camp, bien réduit maintenant, d'*antityphoïdiens*, comme il y avait dans le temps, à propos de la morve, le camp des *anticontagionistes*. En réfléchissant un peu, on trouve la raison de cet antagonisme ; il est à remarquer que tous ceux qui nient l'existence de l'affection typhique du cheval apppartiennent à l'école de 1840 ; la plupart, s'en tenant aux leçons qu'ils ont reçues à cette époque, sont restés comme des étrangers au milieu du remarquable mouvement scientifique qui s'est accompli depuis trente ans ; quelques autres ont continué de travailler, mais un peu à la façon des écureuils, c'est-à-dire sans avancer : ils n'ont pris connaissance des progrès accomplis par la science moderne que pour les critiquer ; ils sont de ceux dont on a dit : ils ont des yeux pour ne point voir, des oreilles pour ne pas entendre. Aussi, n'est-ce pas pour eux que nous écrivons, mais pour ceux qui, comme nous, ont un désir très-sincère de débrouiller la question. — Revenons-y, — à la question.

Pour bien montrer les caractères qui permettent de distinguer l'affection typhique du cheval des phlegmasies franches de poitrine, nous allons établir le parallèle suivant, qui ne porte que sur les points réellement saillants :

Typhus d'écurie.	**Phlegmasies pectorales.**
Grand abattement, stupeur, coma, quelquefois vertige, démarche vacillante, titubante, surtout du train postérieur.	Simple abattement, sans stupeur, ni coma, ni démarche vacillante.
Conjonctives infiltrées à fond jaune foncé et souvent avec pétéchies.	Conjonctives injectées rouges, avec fond légèrement jaunâtre.
Pouls vite, petit, presque imperceptible.	Pouls vite, plein, large, quelquefois dur (pleurésie).

Typhus d'écurie.	**Phlegmasies pectorales.**
Battements du cœur violents, tumultueux.	Battements du cœur jamais violents, tumultueux.
Crins s'arrachant facilement.	Crins adhérents.
Respiration calme, ou vite sans soubresaut, sans toux, sans douleur à la pression des côtes. A l'auscultation, absence de bruits respiratoires inférieurement; bruit supplémentaire supérieurement, avec râle muqueux, mais jamais de bruit de soufle.	Respiration accélérée, avec soubresaut, toux (pneumonie), torsion de l'hypochondre (pleurite) et douleur à la pression des côtes. A l'auscultation, absence de bruit respiratoire inférieurement; bruit supplémentaire supérieurement, avec râle crépitant et bruit de souffle caractéristique.
Sang point du tout ou peu couenneux, caillot très-noir, diffluent, *diminution constante de la fibrine.*	Sang avec fort caillot blanc, rétracté, caillot rouge brun très-ferme. *Augmentation constante de la fibrine.*
Lésion du poumon constituée par une *splénisation*, c'est-à-dire imbibition des parties inférieures des deux poumons, par un sang noir, à demi coagulé, qu'on fait sourdre à la pression, sans trace aucune d'organisation.	Lésion du poumon constituée par de l'*hépatisation* rouge ou grise, ferme, dure, incompressible, ne laissant pas sourdre de sang (pneumonie).
Épanchement pleural, séreux, rougeâtre, variable en quantité; jamais de fausses membranes.	Épanchement de sérosité citrine avec nombreuses fausses membranes jaunes, ayant l'apparence d'omelettes (pleurésie).
Cœur flasque à tissu sans consistance, de couleur lavée jaunâtre; pétéchies à sa surface; sang dans les deux cavités ressemblant à du *sirop de mûres.*	Cœur ferme, de couleur normale, sans pétéchies à sa surface, avec coagulum ferme dans la cavité droite seulement.
Endocarde souvent teint en rouge.	Endocarde jamais teint en rouge.
Nombreuses pétéchies ou ecchymoses sous-séreuses, sous-muqueuses, bronchiques et intestinales.	Absence complète de pétéchies ou d'ecchymoses sous-séreuses ou sous-muqueuses.
Sang noir diffluent dans tout le système sanguin.	Vaisseaux ne contenant que peu de sang de couleur et de consistance normale.
Rate molle, souvent très-aug-	Rate et boue naturelles.

Typhus d'écurie.	Phlegmasies pectorales.
mentée de volume, contenant une boue noire liquide.	
Foie gonflé à tissu ramolli jaunâtre.	Foie naturel.
Reins injectés.	Reins normaux.
Épanchement séreux péritonéal.	Jamais d'épanchement péritonéal.
Vessie à nombreuses pétéchies sous-muqueuses.	Vessie normale.
Urine souvent albumineuse.	Urine normale.

Comme on le voit par le tableau qui précède, il y a d'assez grandes différences entre le typhus d'écurie et les phlegmasies des organes pectoraux. Après les avoir bien pesés, bien comparés, il faudrait, pensons-nous, y mettre de la mauvaise volonté pour les confondre. La difficulté n'est pas de reconnaître les cas franchement tranchés comme ceux que nous avons choisis; elle existe, comme nous le verrons plus loin, pour les cas mixtes où il y a infection typhique greffée sur une maladie de poitrine; ce sont les cas que nous étudierons à l'article des *Complications*, qui fait la deuxième partie de ce chapitre.

Entérite.

La forme du typhus d'écurie, qui peut être confondue avec l'*entérite*, est celle qui s'accompagne de diarrhée; mais si on se reporte aux caractères de l'entérite, et qu'on les compare à ceux du typhus que nous avons donnés si souvent, et que nous jugeons inutile de reproduire, on reconnaîtra qu'il y a des différences caractéristiques et faciles à saisir. En effet, l'entérite s'accompagne de coliques sourdes, d'une grande sensibilité du ventre, d'une fièvre indiquée par l'inappétence complète, par un pouls plein, fort, accéléré; avec assurance dans la marche; solidité des crins; un sang rouge très-couenneux, tous caractères qui n'appartiennent nullement au typhus. D'un autre côté, malgré la diarrhée, il suffira de constater une démarche vacillante ou titubante, une chute facile des crins, un pouls vite mais faible, imperceptible, un cœur à battements violents et tumultueux, des pétéchies sur la conjonctive, un sang donnant un caillot sans couenne, diffluent, pour être assuré qu'on n'a pas affaire à une entérite, mais bien au typhus d'écurie à forme diarrhéique. L'autopsie viendra confirmer le diagnostic en montrant pour l'entérite une inflammation franche de la muqueuse caractérisée par une injection rouge vif, sans aucun accompagnement de pétéchies ou ecchymoses, sans liquéfaction et coloration noire du sang, sans engorgement de la rate et des ganglions mésentériques, etc., ces derniers caractères appartenant au typhus.

Affections vertigineuses.

Le *vertige* n'est pas une maladie, mais un symptôme qui appartient à plusieurs maladies. Ce n'est autre chose que ce qu'on appelle le *délire* chez l'homme, et de même qu'il y a un délire tranquille et un délire furieux, nous avons aussi un vertige tranquille et un vertige furieux.

En 1837, Levrat, de Lauzanne, distinguait déjà quatre espèces de vertige : 1° le vertige symptomatique de la congestion cérébrale ; 2° le vertige symptomatique de l'inflammation des méninges ; 3° le vertige symptomatique d'une indigestion ; 4 enfin le vertige symptomatique de l'ictère gastro-hépatite ou fièvre bilieuse putride ataxique de Gohier. Cette dernière affection n'est autre que notre tyhus d'écurie. Cette distinction est parfaitement juste et encore tout actuelle, et comme les trois premières espèces pourraient être confondues avec la quatrième, il importe de les distinguer. C'est ce que nous allons faire dans le tableau suivant :

1° Congestion cérébrale.	**2° Inflammation des méninges.**
Début. — L'animal a la tête dans la mangeoire, le front appuyé contre le mur de face. Respiration lente et plaintive. *Vaisseaux de la face gonflés. Teinte*	*Début.* — Tête basse, air hébété, yeux fixes, respiration lente et plaintive, pas d'injection des vaisseaux de la face. Coloration à peu près normale des conjonctives.

1° Congestion cérébrale.

rouge foncée de la conjonctive. Artère pleine et roulante. Température du corps élevée. Sang fortement couenneux.

État. — Avant les accès, frissons généraux. *Contraction convulsive des muscles, de l'encolure et de la tête.* Accélération de la respiration.

Accès. — Bouche écumeuse, l'animal se dresse sur ses jarrets, saute dans la mangeoire, ou bien s'élance le front en avant et pousse au mur; puis coma profond.

Autopsie. — Aucune altération dans la poitrine et l'abdomen; muscles de l'encolure et vaisseaux engorgés. Rien dans les enveloppes du cerveau. *Coupe du cerveau sablée.*

2° Inflammation des méninges.

Pouls serré. Température ordinaire. Sang fortement couenneux.

État. — Avant les accès, somnolence profonde, *mouvements convulsifs particuliers des lèvres et des oreilles.* Accélération de la respiration.

Accès. — Contraction particulière des muscles des épaules et des cuisses. *La tête est portée haut par un mouvement lent d'élévation que suit bientôt un tremblement qui se propage à tout le corps, mouvements convulsifs. L'animal se rejette en arrière et tire sur sa longe.* Quelquefois, il se porte en avant. *Agitation continuelle des lèvres et des oreilles. Après l'accès, somnolence profonde.*

Autopsie. — Rien dans la poitrine et l'abdomen. Dure-mère et arachnoïde très-injectées, surtout à la base du cerveau.

3° Indigestion vertigineuse.

Symptômes. — *Tête basse engagée sous la crèche, corps couvert de sueur froide,* membres raides, comme fourbus, écartés, engagés sous le centre de gravité, *pupille dilatée, vision pervertie,* respiration accélérée, pénible, trépignements. *Balancement de la tête d'un côté à l'autre.* Pousse au mur, bouche pâteuse, odeur ai-

4° Typhus vertigineux.

Symptômes. — Tête haute, *balancement de tout le corps d'avant en arrière, de droite à gauche, pouls vite,* respiration lente, luctueuse, *bouche pâteuse, marche incertaine, chancelante.* Si on lève la tête, l'animal corne, tombe en arrière; par moment, il pousse au mur. *Conjonctives jaunes foncées, cœur tumultueux, pouls pe-*

3° **Indigestion vertigineuse.**	4° **Typhus vertigineux.**
gre, muqueuses pâles, intestin inerte, ventre plein. Accès modérés. Sang couenneux.	*tit, insensible.*
Autopsie. — Surcharge de l'estomac de matières dures. Quelquefois, inflammation du centre aponévrotique du diaphragme. Quelquefois, lésions d'une gastro-entérite, c'est-à-dire injection rouge de la muqueuse, mais rien dans la rate, ni dans le foie. Pas de pétéchies. Sang normal.	*Autopsie.* — *Tissus blancs teints en jaune, sang noir liquide* dans les vaisseaux, le cœur et la rate qui est gonflée et agrandie, pétéchies et ecchymoses sous-séreuses et sous-muqueuses. *Vaisseaux du cerveau gorgés de sang noir.* Suffusions sanguines sur le cerveau, sérosité jaune, abondante, dans le sac de l'arachnoïde et dans les ventricules.

Un caractère particulier au typhus vertigineux, c'est que l'arrivée des accès est un signe de mort prochaine; tandis que, dans les autres cas, ils n'ont pas cette signification : dans ceux-ci, le cheval peut vivre assez longtemps, surtout si on le met à un piquet dans un pré où il pourra tourner sans se blesser; à la suite d'un traitement rationnel, la guérison est même assez fréquente, quand il n'y a pas de lésions trop graves du cerveau.

Un caractère encore qui n'appartient qu'au typhus vertigineux, et que ne possèdent jamais les affections avec lesquelles on pourrait le confondre, c'est de se présenter sous la forme enzootique ou épizootique. En effet, les maladies infectieuses ou contagieuses ont seules le pouvoir de se présenter sous cette forme. Jamais une affection phlegmasique franche ne la revêt, elle est toujours sporadique. Cette règle ne souffre aucune exception. Toutes les fois donc qu'on verra les cas d'affection vertigineuse se multiplier et prendre la forme enzootique ou épizootique, il faudra les examiner de près, et on y trouvera certainement les caractères généraux et particuliers du typhus.

Ce fait avait déjà frappé plus d'un observateur, et, malgré les idées dominant en médecine en 1838, nous trouvons dans le *Recueil* de cette année-là une excellente description d'une *épizootie vertigineuse,* par M. Dehan de Lunévil qui, avec beaucoup de sagacité, et en se basant sur des lésions identiquement les mêmes que celles que nous avons décrites, lui reconnaît un caractère *typhoïde.* M. Lafosse, de Toulouse, a observé une épizootie semblable au dépôt de remonte de Castres en 1841, et n'hésite pas non plus à l'attribuer à une altération du sang. (*Journal des vétérinaires du Midi, 1841.*)

Paraplégie.

La *paraplégie* est, comme le *vertige*, un symptôme commun à plusieurs maladies : elle peut être le signal ; 1° d'une congestion des portions postérieures de la moelle épinière ; 2° d'une déchirure musculaire des psoas ; 3° d'une affection cancéreuse générale (*Recueil*, 1852) ; 4° de la maladie du coït (*Recueil*, 1854) ; 5° enfin, elle peut accompagner le typhus d'écurie et même être une de ses terminaisons (obs. 7).

C'est encore l'état général de la circulation, et surtout l'état particulier du sang, qui feront le mieux distinguer la paraplégie typhique des autres. Dans cette dernière seule, on trouvera les conjonctives à fond jaune foncé, un pouls petit, filant, imperceptible, des battements du cœur tumultueux, et, enfin, un sang noir, liquide, pauvre en fibrine, donnant un caillot noir diffluent.

Les commémoratifs viendront aider puissamment au diagnostic, et la concomitance d'une enzootie ou épizootie typhique permettra de l'asseoir définitivement.

Affection charbonneuse.

L'affection charbonneuse, *sans tumeurs extérieures,* est, sans contredit, la maladie qui a le plus d'analogie apparente avec le typhus d'écurie : l'état de la circulation, les caractères physiques et chimiques du sang, la multiplicité, la physionomie et la nature des lésions sont identiquement les mêmes. C'est que, dans les deux cas, il y a maladie générale due à un empoisonnement du sang ; seulement, dans l'une, le poison est un miasme non transmissible directement; dans l'autre, le poison est un virus éminemment contagieux et inoculable. C'est là le caractère définitif et tranché qui sépare ces deux affections, et qui permettra toujours de juger en dernier ressort les contestations qui peuvent s'élever au sujet de leur nature. Mais avant d'avoir recours à ce dernier moyen de jugement on pourra, par la comparaison des signes secondaires, arriver à les distinguer avec un certain degré de certitude.

Ainsi, *la marche* de ces deux affections est très-différente : toujours rapide et presque foudroyante dans le charbon, elle est beaucoup plus lente dans le typhus d'écurie. Nous avons déjà dit ailleurs que nous admettons complétement les conclusions auxquelles M. Davaine est arrivé, à la suite de nombreuses expériences; ce savant a reconnu qu'entre le moment de l'inoculation, — ou le point initial de formation du virus dans le cas de spontanéité de la maladie, — et la mort du sujet qui lui sert de terrain d'évolution, il ne peut s'écouler plus de trois jours; lorsque les premiers symptômes du charbon apparaissent, l'intoxication est déjà très-avancée, et l'animal n'a souvent plus que quelques heures à vivre (la formation des tumeurs externes peut seule prolonger son existence); les symptômes qui se montrent alors sont : de l'agitation, de légères coliques, une respiration accélérée, des grincements de dents, un pouls vite et dur, qui tombe promptement et devient imperceptible. Ces symptômes présentent des différences caractéristiques avec ceux du typhus.

A l'autopsie, nous l'avons dit, on trouve les mêmes lésions que dans le typhus d'écurie : même état du sang, mêmes suffusions sanguines, même engouement de la rate et des poumons, etc.

A l'examen microscopique du sang, on constate la même diffluence des globules, qui se collent par leur bord, et forment des îlots informes qui flottent dans le sérum; mais, *dans ce sérum, flottent aussi des* BACTÉRIDIES *plus ou moins nombreuses*. Ce dernier caractère est le seul, perceptible à nos sens, qui soit réellement distinctif; à notre avis, il est pathognomonique. Les résultats positifs de l'inoculation n'en sont que la confirmation, et ils ne nous ont jamais manqué toutes les fois que nous avons pu la pratiquer. Pour ceux qui n'ont pas une expérience suffisante du microscope, et qui ne peuvent distinguer, des *bactéridies*, les *bactéries* et même les *cristaux en aiguilles brisées d'hœmatoïdine*, — erreur que nous avons vu commettre plus d'une fois, — l'inoculation est le seul moyen de distinguer, à l'autopsie, la fièvre charbonneuse du cheval du typhus d'écurie.

COMPLICATIONS.

Nous avons déjà vu que l'affection typhique du cheval peut être suivie de maladies inflammatoires, nerveuses ou charbonneuses; ce ne sont pas, à proprement parler, des complications; car, quand elles se montrent, l'affection première n'existe plus; ces maladies, comme nous l'avons dit, sont de véritables terminaisons.

Il est pourtant de vraies complications; non que nous ayons vu, dans le courant d'un typhus, une autre maladie intervenir et unir ses caractères aux siens, — cela ne s'est jamais presenté à notre observation, — mais, ce que nous avons vu souvent, c'est le typhus jouant le rôle de complication.

Quand une enzootie ou une épizootie typhique règne, toutes les maladies internes, intercurrentes, en reçoivent l'impression. Nous avons vu au chapitre de l'*Étiologie* que l'état de maladie est une cause prédisposante par excellence de l'invasion typhique, et, de tous les états maladifs, il n'en est aucun qui reçoive plus promptement cette influence que l'état gourmeux. On voit même très-souvent l'infection typhique ne se développer qu'après un certain nombre de cas de gourme, et rester à l'état de complication pendant assez longtemps avant de montrer des spécimens de typhus bien franc. C'est alors que l'infection typhique est difficile à apprécier, on voit bien que les cas de gourmes ont perdu leurs caractères réguliers, et qu'au lieu de franches collections purulentes, de simples bronchites ou coryzas, ils prennent presque tous la forme de pneumonies mal dessinées, mal définies; mais ce n'est souvent qu'après une autopsie, lorsque l'on a constaté en même temps que de l'hépatisation pulmonaire, l'état typhique caractéristique du sang, l'engouement de la rate, les pétéchies sur les séreuses et les muqueuses, que l'on commence à se douter de la complication. On examine alors avec plus d'attention les autres malades, et l'on voit chez la plupart, aux caractères particuliers de l'affection gourmeuse et même de la maladie de poitrine, se joindre la démarche vacillante, la chute facile des crins, les conjonctives à fond jaune foncé, le cœur tumultueux, etc.; à ces derniers signes, il n'y a plus de doute, il y a complication de fièvre typhique.

Toutes les épizooties sur les jeunes chevaux, que l'on a essayé de caractériser en les nommant *maladies de poitrine d'acclimatement*, et dans lesquelles on a reconnu comme complication une certaine altération du sang, sont pour nous de pures affections gourmeuses compliquées d'infection typhique, et, ce qui le prouve, ce sont les autopsies où l'on trouve toujours les lésions des phlegmasies gourmeuses combinées avec celles du typhus.

Le fait même de la forme épizootique ou enzootique, que revêtent ces affections, aurait dû frapper depuis longtemps l'esprit des observateurs; s'ils avaient été un peu moins étrangers à la philosophie médicale, ils auraient su qu'il n'y a pas d'épizootie ni d'enzootie sans ferment morbifique infectieux ou contagieux. Cette règle, qui est passée actuellement à l'état d'axiome, ne souffre aucune exception, et sa réciproque est tout aussi vraie : les phlegmasies franches sont toujours sporadiques. Donc, dès l'instant que nous verrons une maladie aiguë sévir sur les jeunes chevaux d'un régiment sous forme épizootique, nous devrons, après avoir éliminé successivement toutes les maladies contagieuses qui attaquent le cheval (charbon, morve, variole), conclure nécessairement à l'existence d'un principe infectieux, c'est-à-dire à celui du typhus d'écurie, soit à l'état simple, soit à l'état de complication. Voilà où l'esprit de méthode nous conduit inévitablement.

CHAPITRE V.

PRONOSTIC.

Le pronostic dans le typhus d'écurie est très-variable, comme dans toute affection générale. On peut dire cependant qu'il est devenu beaucoup plus certain depuis que l'on s'est à peu près mis d'accord sur le traitement général et particulier qui lui convient.

Dans la grande majorité des cas, le pronostic est favorable. C'est, en effet, la règle de voir la maladie prendre la forme bénigne et se terminer assez rapidement sans laisser de traces après elle, pas même une convalescence bien longue; car les malades se remettent, en général, beaucoup plus promptement que d'une phlegmasie ayant eu la même apparence de gravité.

Le pronostic est plus sérieux lorsque le typhus prend la forme diarrhéique, ou qu'il est une complication d'une phlegmasie, parce qu'alors la maladie aura, dans tous les cas, une certaine longueur.

Le pronostic devient grave lorsque les phénomènes nerveux ataxiques sont très-accusés parce que, outre un danger plus grand de mort que dans les cas dont nous venons de parler, il y a danger d'infirmités nerveuses persistantes plus ou moins sérieuses,

Enfin, le pronostic est de la plus haute gravité lorsque les phénomènes vertigineux violents se montrent Nous n'avons pas encore vu de cas de guérison dans cette forme de typhus.

Le pronostic peut être modifié par des considérations relatives au logement, à l'alimentation, à l'âge du sujet, etc.

En général, plus il est facile de parer aux causes que nous avons signalées comme favorisant le développement et la propagation du miasme typhique, plus le pronostic est favorable.

CHAPITRE VI.

TRAITEMENT.

L'École empirique déduisait la nature des maladies du résultat de leurs traitements; cela est indiqué par cet aphorisme d'Hippocrate : *Naturam morborum curationes ostendunt.* Nous qui avons la prétention d'appartenir à l'École opposée, nous retournerons l'aphorisme et nous dirons : *Natura morborum curationem ostendit*, c'est-à-dire que nous déduirons le traitement de la nature de la maladie.

Dès l'instant que nous avons reconnu dans le *typhus d'écurie* la présence d'un élément spécifique qui a engendré la septicémie, c'est vers cet élément que doivent tendre nos efforts, de la même façon que, dans tout empoisonnement, on doit chercher à éliminer de l'organisme le poison qui va sans cesse y déterminer de nouveaux désordres.

Si nous connaissions un contre-poison, un médicament spécifique qui, introduit dans l'organisme du cheval typhique, attaquât directement et détruisît sûrement le poison qui lui infecte le sang, le traitement du typhus d'écurie serait d'une simplicité extrême; mais nous n'en sommes pas encore là, si même nous y arrivons jamais. La doctrine des spécificités en thérapeutique perd tous les jours du terrain; c'est un reste d'empirisme qui s'en va pour faire place à la vraie médecine physiologique inaugurée par les Claude Bernard, les Sée, etc. Même en ce qui regarde le quinquina, ce type des spécifiques, l'opinion qui commence à prévaloir est celle-ci : c'est qu'il agit simplemeut en donnant une force suffisante à l'organisme pour s'opposer à la fièvre jusqu'à ce que la nature ait guéri la maladie en éliminant sa cause.

Ce n'est donc qu'indirectement que nous pouvons nous attaquer à la cause du *typhus d'écurie*, et, pour cela, nous avons deux ordres de moyens : nous pouvons, d'une part, nous en prendre aux causes qui favorisent son développement, et chercher ainsi à l'arrêter dans sa source de production ; d'autre part, nous pouvons chercher à fortifier l'organisme et aider la nature dans les efforts d'élimination qu'elle fait toujours en pareille circonstance pour se débarrasser d'un poison qui l'infecte.

Nous divisons donc nos moyens de traitement en deux catégories : 1° moyens généraux ; 2° moyens particuliers ou individuels.

Moyens généraux.

Le choix des moyens généraux de traitement nous est indiqué par la série des causes prédisposantes que nous avons énumérées et ils s'appliquent surtout à la masse des chevaux qui sont sous le coup de l'épizootie ; ce sont, en réalité, des moyens préventifs ou préservatifs.

On combat l'influence de l'agglomération et des mauvaises écuries en laissant le moins possible les chevaux sous cette influence, en multipliant les promenades, en employant au besoin le campement au grand air. Dans tous les cas, si le séjour à l'écurie est forcé par suite de mauvais temps, l'aération la plus complète et la propreté la plus grande seront mises en pratique ; les lavages désinfectants à base d'acide acétique et surtout d'acide phénique seront employés sur une grande échelle.

On est naturellement porté à combattre l'influence d'une mauvaise alimentation en cherchant à lui en substituer une meilleure. S'il n'était pas possible de remplacer les fourrages, on les rend moins malfaisants en les battant pour faire disparaître les éléments poussiéreux et microscopiques, et en les arrosant d'eau salée ou vinaigrée ou tenant en dissolution du sulfate de fer. Mais le meilleur moyen de combattre l'influence du mauvais fourrage, c'est d'augmenter la ration d'avoine. Une augmentation de 4 à 500 grammes seulement sur la ration journalière, quoique bien modique, a été accordée à différentes reprises par le ministre de la guerre à des régiments éprouvés par le typhus d'écurie, et elle a toujours produit les plus heureux résultats.

Ce moyen, uni à ceux que nous avons indiqués plus haut, ne tarde pas à arrêter dans son développement ou dans sa marche une épizootie de typhus, quelque grave qu'elle paraisse au début; c'est ce que nous avons nous-même constaté plusieurs fois.

Moyens particuliers et individuels.

Les moyens que nous avons passés en revue dans le paragraphe précédent s'adressent aux causes qui favorisent le développement du miasme typhique, à l'épizootie en général par conséquent; il nous reste à étudier les moyens de combattre ce miasme dans son champ particulier d'action, c'est-à-dire chez l'individu malade.

Nous avons déjà dit que nous ne pouvions compter sur un spécifique pour combattre l'empoisonnement septique qui constitue le typhus d'ecurie, et que tous nos efforts devaient tendre à aider la nature, et à l'imiter autant que possible dans ses moyens curatifs.

Si la médecine positive était constituée, comme elle est en voie de le faire, si l'action physiologique de tous les médicaments était parfaitement connue, nous n'aurions qu'à choisir celui ou ceux dont l'action simple ou combinée aurait pour but, d'une part, de donner les forces nécessaires à l'organisme pour résister à l'action du miasme, d'autre part, de faciliter son élimination. Faute de ces indication positives, force nous est de nous rabattre sur les tâtonnements qui ne sont autre chose que l'expérimentation sans règles.

Nous allons donc passer en revue les différents genres de médications qui ont été employés contre cette maladie et les apprécier à leurs résultats.

Nous avons déjà raconté (obs. 2) les déboires que nous

avions éprouvés par l'emploi de la *méthode antiphlogistique complète*, c'est-à-dire par la diète et la saignée ; la rapidité de la mort chez nos malades nous a ôté pour longtemps l'envie d'expérimenter de nouveau cette méthode dans les mêmes cas. Du reste, tant de collègues l'ont répétée avant et après nous, cette expérience, et en obtenant toujours les mêmes résultats, qu'elle est actuellement jugée. Nous connaissons même des praticiens qui, tout en persistant à ne voir dans l'affection typhique du cheval que de franches maladies de poitrine, ont eu tant à se plaindre de la saignée dans les cas susdits, qu'ils en sont arrivés à la proscrire complétement dans tous les cas. C'est du pur empirisme, c'est vrai, mais le fait n'en porte pas moins avec lui un enseignement.

La *méthode révulsive* ou dérivative externe a beaucoup d'utilité dans le traitement du typhus d'écurie ; c'est, d'une manière, une voie ouverte à l'élimination du principe infectieux, et une imitation de ce que fait la nature dans les fièvres éruptives où il y a aussi empoisonnement du sang. Mais il y a du choix dans les moyens d'appliquer cette méthode. Nos préférences sont tout entières acquises aux frictions d'*huile de croton* (25 à 30 gouttes diluées dans 1 décilitre d'huile ordinaire et employées à lubrifier la surface d'un sinapisme ordinaire). Une longue expérience n'a fait que nous confirmer dans notre choix ; jamais nous n'avons eu la moindre chute de peau, une tare indélébile quelconque, ou des accidents de gangrène ; il s'établit une abondante sécrétion séreuse à travers l'épiderme, qui s'écaille plus tard, mais sans qu'il se détache un seul poil. C'est une source d'élimination très-féconde et bien plus abondante que les *sudamina* produits par l'effort seul de la nature, tel que nous les avons vus dans l'épizootie de Bourges.

Nous aimons beaucoup moins les autres révulsifs. Le *vésicatoire* appliqué sur de larges surfaces a souvent l'inconvénient de laisser des traces indélébiles nuisibles au service des chevaux de selle. Les *sinapismes* ont une action prompte et très-efficace; mais, pour qu'elle soit continue, ils ont besoin d'être fixés par des pointes de feu ou autrement, ce qui n'est pas nécessaire avec la friction d'huile de croton dont l'application a encore sur le sinapisme l'avantage de ne nécessiter aucun appareil.

On a reproché aux *sétons* d'être une cause fréquente d'accidents gangreneux lorsqu'on les emploie dans l'affection typhique; nous les avons pourtant vu appliquer sur une très-grande échelle, sans qu'il en soit résulté une seule fois un accident sérieux.

En consultant les statistiques de certain régiment, où nous avons servi comme second, on peut voir que toutes les maladies internes sont remplacées par une seule et unique entité morbide, la pleuro-pneumonie, que l'on traitait invariablement par une paire de longs sétons; c'était de la médecine simplifiée ! Que de fois nous avons ausculté de ces prétendues maladies de poitrine sans y trouver traces de lésions pulmonaires ! Mais que de fois aussi nous avons vu notre ex-chef sourire de pitié en nous voyant ausculter, tâter le pouls, examiner le sang au microscope, faire des autopsies minutieuses ! Son œil de vieux *praticien*, véritable œil de lynx, lui tenait lieu de tous ces petits moyens. Bref, nous avons vu dans ce régiment de belles et bonnes épizooties typhiques traitées exclusivement par les sétons. On avait reconnu les inconvénients de la saignée, sans pour cela changer d'avis sur la nature de la maladie. Les pertes s'élevaient bien de 15 à 20 pour 100, mais jamais nous n'avons eu d'accidents gangréneux. Aussi, comme le séton est presque, à nos yeux, le spécifique de la gourme, nous ne craignons pas de l'appliquer, même lorsqu'il y a complication d'infection typhique prononcée ; mais nous le combinons alors avec le traitement interne approprié, dont nous parlons plus bas. Cette méthode nous réussit toujours dans les affections mixtes des jeunes chevaux.

Comme base de traitement interne, nous avons expérimenté très en grand deux substances qui nous ont rendu d'immenses services dans le traitement du typhus d'écurie; nous voulons parler du *quinquina* et de l'*essence de térébenthine*. C'est, associés dans un électuaire, à la dose de 15 grammes, chaque, que nous les avons administrés.

En ce qui regarde le *quinquina,* il était tout naturel, dès l'instant qu'on pensait avoir affaire à une affection putride, d'avoir recours à un agent dont les propriétés antiputrides sont connues depuis longtemps; mais plus nous avons étudié les effets de ce médicament, mieux nous avons compris son genre d'action dont l'interprétation a été donnée par les physiologistes pathologistes. D'après leurs expériences, la *quinine*, le principal principe actif du quinquina, a une action spéciale sur les centres nerveux, sur le cœur, sur l'hématose et sur la rate; sur les centres nerveux, c'est une excitation semblable à celle de l'ivresse; sur le cœur, c'est un ralentissement des mouvements; sur l'hématose, c'est une augmentation de la fibrine de près de moitié en sus; enfin, sur la rate, c'est une réduction prononcée de son volume (Raige-Delorme). Si on se rappelle quels sont, dans le typhus d'écurie, les organes et les éléments intéressés, on verra que ce sont précisément ceux sur lesquels le quinquina a, en quelque sorte, une action élective et justement antagoniste de celle de l'agent mystérieux du typhus; en sorte qu'en l'employant on fait l'application la plus complète possible de l'aphorisme : *Contraria contrariis curantur.*

L'*essence de térébenthine* est un puissant excitant du système nerveux, un antinévralgique; sous ce rapport, c'est un adjuvant du quinquina, et il l'aide puissamment à combattre les accidents ataxiques et la prostration nerveuse du typhus. C'est, de plus, un excellent diurétique, et comme la sécrétion urinaire est probablement une des voies les plus actives choisies par la nature pour l'élimination des poisons typhiques, — elle est, dans tous les cas, celle de l'élimination des épanchements séreux, — l'administration de ce diurétique est parfaitement indiquée. Dans le cas spécial qui nous occupe, plusieurs auteurs avaient déjà constaté l'efficacité de l'essence de térébenthine, entre autres Delafond et Lassaigne dans leur *Matière médicale*, Girard, de la garde de Paris, dans un mémoire spécial. Notre expérience personnelle est venue confirmer tout ce que nous avaient appris ces auteurs à ce sujet. Aussi, à notre avis, la base du traitement du typhus d'écurie est l'emploi judicieux des deux substances dont nous venons de parler.

A ces deux médicaments, nous nous sommes toujours bien trouvé de joindre un troisième qui a pour effet de combattre un des principaux symptômes de l'affection typhique du cheval : la constipation. Cette troisième substance est le *sulfate de soude*, que nous administrons en solution dans les boissons; elle agit sans doute encore comme tous les alcalins à petite dose (nous la donnons à raison de 100 à 200 grammes par jour), c'est-à-dire comme témpérant et diurétique.

Nous avons expérimenté d'autres substances, entre autres les préparations ferrugineuses; mais nous les avons abandonnées, au moins dans le typhus proprement dit; dans ce cas, nous ne leur avons reconnu aucune utilité; mais, où nous leur avons reconnu quelques avantages, c'est dans les convalescences prolongées qui se remarquent à la suite du typhus à forme diarrhéique.

Il est un autre médicament que nous n'avons pas encore expérimenté (jusqu'à présent il n'a pas figuré dans le catalogue pharmaceutique des vétérinaires de l'armée), et qui doit probablement rendre des services dans le traitement du typhus d'écurie, à cause de ses puissantes propriétés antiseptiques : nous voulons parler de l'*acide phénique;* si la propriété anticharbonneuse que lui reconnaissent de récentes observations se confirme, il aurait, dans tous les cas, l'avantage de prévenir une des plus graves terminaisons du typhus d'écurie : le charbon. A la première occasion, nous chercherons à éclaircir ce point.

Aux moyens de traitement que nous fournit la thérapeutique, il en est d'autres aussi importants, si ce n'est plus, que nous tirons de l'hygiène.

A des animaux, malades pour avoir respiré un air empoisonné, il faut nécessairement fournir un air pur ; aussi notre premier soin a-t-il toujours été d'arriver à ce but, et, devions-nous loger nos typhiques sous des hangars, plutôt que de les laisser dans des infirmeries encombrées, nous n'hésitions pas à le faire. Dans tous les cas, tous les jours nous nous attachions à leur faire prendre de véritables bains d'air et surtout de soleil quand c'était possible, nous couvrant toujours de ces paroles d'un maître regretté :

« L'air est assurément le premier et le plus précieux « des stimulants..... La lumière et la chaleur du soleil « donnent aux êtres organisés la couleur, la sensibilité, le « mouvement et la vie..... » (Delafond.)

Dans notre enzootie de Bourges, où nous avions particulièrement insisté sur ce détail du traitement, nous attribuons certainement à cette insistance une grande part dans les succès que nous avons enregistrés alors.

L'alimentation des malades est un point tout aussi important, car il faut, à tout prix, régénérer le sang avec de bons éléments. Nous avons raconté combien la diète, unie, il est vrai, à un traitement antiphlogistique, nous avait été fatale (obs. 1 et 2). En sustentant nos malades, nous les avons toujours vus guérir promptement et sans présenter de longues convalescences ; aussi regardons-nous comme une nécessité de tenir l'appétit éveillé par tous les moyens possibles : les fourrages odorants et choisis, souvent renouvelés, les mash variées, mêlées de racines coupées, l'avoine concassée mêlée aux barbotages, le pain, etc., tels sont les moyens que nous avons souvent employés, et qui nous ont ordinairement réussi.

Nous sommes arrivés à la fin de notre Mémoire ; mais, quoiqu'il soit le résultat de quinze années d'observations et d'études, il renferme, nous le savons, bien des lacunes. Le temps et les progrès constants de la science nous permettront-ils de les combler un jour? Nous le désirons ; dans tous les cas, nous y travaillerons.

R.F.

[library stamp]

TABLE DES MATIÈRES.

PROLOGUE 5

PREMIÈRE PARTIE.

OBSERVATIONS CLINIQUES 8
Épizootie d'Auxonne (1855) 9
Épizootie de Bourges (1863) 24
Épizootie de Paris et de Versailles (1865-66) 33

SECONDE PARTIE.

DÉDUCTIONS THÉORIQUES ET PRATIQUES 46
Chapitre Ier. — Discussion des symptômes et des lésions 47
A. Symptômes 47
B. Lésions 51
C. Discussion 54
Chapitre II. — Nature de la maladie 60
Parallèle des affections typhiques de l'homme avec celle du cheval 63
Chapitre III. — Étiologie 67
Chapitre IV. — Diagnostic différentiel 73
Complications 82
Chapitre V. — Pronostic 84
Chapitre VI. — Traitement 85

46202 PARIS. — Typographie de Vve RENOU, MAULDE, et COCK, rue de Rivoli, 144.

www.ingramcontent.com/pod-product-compliance
Ingram Content Group UK Ltd.
Pitfield, Milton Keynes, MK11 3LW, UK
UKHW020933180726
13838UKWH00002B/921

9 782329 371054